HAYFA BERGAOUI
IMEN GHADHAB
HOUDA MHABRECH

CARCINOMA LOBULAR INVASIVO DA MAMA

HAYFA BERGAOUI
IMEN GHADHAB
HOUDA MHABRECH

CARCINOMA LOBULAR INVASIVO DA MAMA

ScienciaScripts

Imprint

Any brand names and product names mentioned in this book are subject to trademark, brand or patent protection and are trademarks or registered trademarks of their respective holders. The use of brand names, product names, common names, trade names, product descriptions etc. even without a particular marking in this work is in no way to be construed to mean that such names may be regarded as unrestricted in respect of trademark and brand protection legislation and could thus be used by anyone.

Cover image: www.ingimage.com

This book is a translation from the original published under ISBN 978-620-6-69678-0.

Publisher:
Sciencia Scripts
is a trademark of
Dodo Books Indian Ocean Ltd. and OmniScriptum S.R.L publishing group

120 High Road, East Finchley, London, N2 9ED, United Kingdom
Str. Armeneasca 28/1, office 1, Chisinau MD-2012, Republic of Moldova, Europe
Printed at: see last page
ISBN: 978-620-8-08193-5

Conteúdo

1 INTRODUÇÃO

O carcinoma lobular invasivo representa 5-15% dos cancros da mama [1-2], sendo atualmente classificado como o segundo tipo histológico mais comum, a seguir ao cancro invasivo inespecífico (NIC).

A sua incidência está a aumentar acentuadamente, passando de 9,5% em 1987 para 15,6% em 1999 (nos Estados Unidos). [3]

De facto, vários estudos concluíram que este aumento parece estar relacionado com a frequência de utilização da terapia de substituição hormonal após a menopausa, o que poderia multiplicar o risco de desenvolver esta doença por um fator de 2 a 3 e numa extensão muito maior do que para o carcinoma infiltrativo não específico [4] . A contraceção oral e o consumo de álcool podem também aumentar o risco de cancro lobular [5-6].

A sua especificidade reside, por um lado, na dificuldade do seu diagnóstico clínico e radiológico e, por outro lado, no seu aspeto anatomopatológico e no seu modo de extensão.

O carcinoma lobular invasivo está frequentemente associado a um envolvimento multifocal e bilateral da mama, com uma disseminação metastática que difere do tipo de carcinoma invasivo não específico. Metastiza preferencialmente para a membrana serosa e mais particularmente para o peritoneu.

Os doentes apresentam-se geralmente numa fase relativamente avançada aquando do diagnóstico.

No entanto, o seu tratamento terapêutico e prognóstico são praticamente idênticos aos do carcinoma infiltrativo não específico.

Dada a frequência de receptores hormonais na massa tumoral, a terapia hormonal é um elemento essencial do arsenal terapêutico.

Realizámos um estudo descritivo retrospetivo baseado em 30 casos de carcinoma lobular infiltrante da mama, recolhidos no Serviço de Ginecologia Obstétrica do Centro de Maternidade e Neonatologia de Monastir, cujo estudo histológico foi efectuado no laboratório anatomopatológico de Monastir durante um período de 10 anos: de 1 de janeiro de 2008 a 31 de dezembro de 2017.

Os objectivos do nosso trabalho foram :

- Descrever as caraterísticas anatómicas e clínicas.
- Esclarecer o papel da imagiologia mamária no diagnóstico positivo do carcinoma lobular invasivo.
- Descrever os seus métodos terapêuticos.
- Identificar os factores de prognóstico do carcinoma lobular invasivo.

I. Tipo e população do estudo

Estudo descritivo retrospetivo de 30 observações de CLI da mama recolhidas no Serviço de Ginecologia Obstétrica do Centro de Maternidade e Neonatologia de Monastir durante um período de 10 anos, de 1 de janeiro de 2008 a 31 de dezembro de 2017.

II. POPULAÇÃO DO ESTUDO População do estudo

1. Critérios de inclusão

Incluímos todos os doentes tratados no nosso departamento por CLI durante o período do estudo.

2. Critérios de exclusão:

Excluímos os tumores da mama sem evidência histológica e os doentes não tratados no nosso serviço.

III. Definição das variáveis do estudo

As variáveis estudadas foram principalmente :

1. Caraterísticas epidemiológicas

As caraterísticas gerais estudadas são :

> A idade do doente aquando do diagnóstico.

> A idade da paciente na menarca e a paridade.

> Idade da primeira gravidez.

> A duração do aleitamento materno.

> Tomar contraceptivos orais.

> Fazer terapia de substituição hormonal.

> Antecedentes pessoais e familiares de cancro da mama.

> Antecedentes pessoais de mastopatia fibrocística da mama.

> Consumo de substâncias tóxicas (álcool, tabaco).

2. Caraterísticas clínicas

* Anamnese: atraso e motivo da consulta.

* Dados do exame clínico :

* Caraterísticas do nódulo mamário: localização, número, tamanho e mobilidade.

* A presença de sinais inflamatórios.

* A presença de adenopatia axilar.

* 1 exame da mama contralateral.

* Exame físico geral.

3. Critérios de diagnóstico radiológico do cancro da mama

emeOs dados da ecomamografia são analisados de acordo com as recomendações da 5.ª edição ACR do BIRADS (**Anexo 1**).

3.1. Mamografia
> A forma.
> O tamanho.
> Contornos do tumor.
> O número de lesões.
> A presença de microcalcificações.
> Outras lesões associadas (distorção da arquitetura, sinais cutâneos, etc.).
> Áreas ganglionares.

3.2. Ecografia mamária
> A forma.
> Eixo longo da massa.
> O tamanho.
> Contornos do tumor.
> Atenuação subsequente dos ecos.
> Outras lesões associadas (distorção da arquitetura, sinais cutâneos, etc.).
> O número de lesões.
> Áreas ganglionares.

3.3. Ressonância magnética da mama
> para exame da mama contralateral

4. Critérios histológicos do tumor diagnosticado (Apêndice 2)

4.1. Métodos de recolha
> Biópsia guiada por ecografia.
> Biópsia cirúrgica.

4.2. Critérios histológicos
Os critérios estudados são principalmente os necessários para estabelecer o prognóstico do doente:
- O número de lesões.
- Doença multifocal.
- Tamanho histológico do tumor.
- Grau do tumor SBR.
- A presença de envolvimento dos gânglios linfáticos.
- O estado dos receptores hormonais (R0: recetor de restrogénio, RP: recetor de progesterona).
- Estado do recetor HER-2; Ki 67.

IV. Gestão terapêutica
O tratamento terapêutico era discutido nas reuniões semanais multidisciplinares da equipa, que reuniam diferentes especialidades (ginecologia; radiologia; carcinologia; anatomopatologia).
> Tratamento cirúrgico: radical/conservador/remédio.

> Radioterapia
> quimioterapia
> terapia hormonal.
> Terapia direcionada.

V. Recolha de dados

Os dados foram recolhidos através dos registos médicos, dos relatórios radiológicos e anatomopatológicos das doentes e do acompanhamento nas consultas externas de ginecologia e carcinologia, transcritos para um formulário informático pré-estabelecido (**Anexo 3**).

VI. Metodologia estatística

Os dados recolhidos foram de natureza qualitativa, tendo sido efectuada uma análise descritiva das caraterísticas sociodemográficas, clínicas, radiológicas, anátomo-patológicas, terapêuticas e prognósticas dos participantes no estudo. Os dados foram introduzidos e tratados com recurso ao software SPSS.

3 RESULTADOS

I. Estudo epidemiológico

1. Incidência

Durante um período de 10 anos, de 1 de janeiro de 2008 a 31 de dezembro de 2017, 750 mulheres foram admitidas no Serviço de Ginecologia Obstétrica do Centro de Maternidade e Neonatologia de Monastir para tratamento do cancro da mama, todos os tipos histológicos combinados. Destas, 30 tinham CLI da mama, uma frequência de 4% (Figura 1). Observámos também que a incidência de CLI está a aumentar claramente, passando de 2% em 2008 para 7% em 2017 (Figura 2).

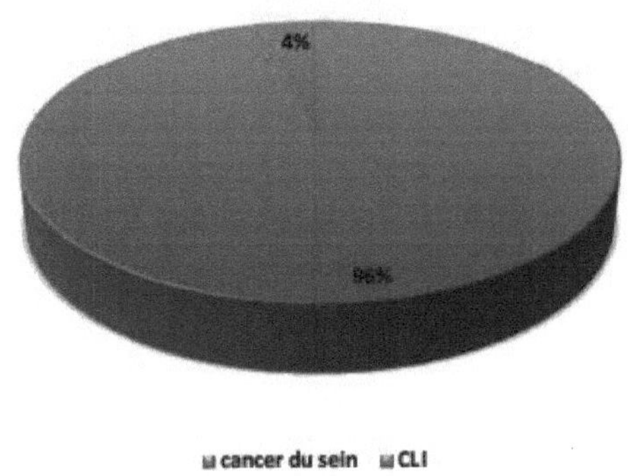

Figura 1: Incidência de CLI durante o período do estudo.

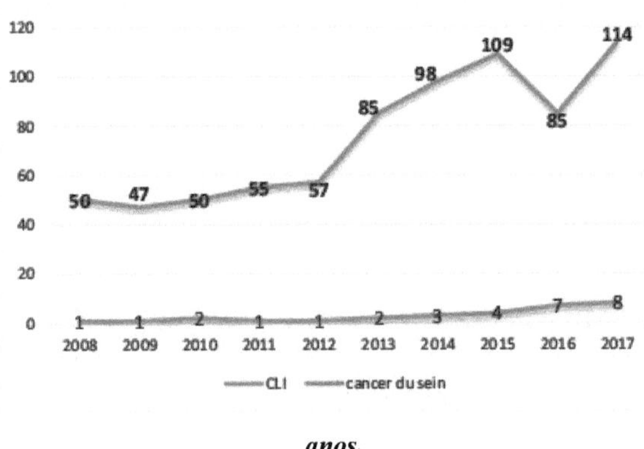

anos.

2. Idade

A média de idade dos nossos pacientes foi de 53,43 anos. O grupo etário mais afetado situa-se entre os 50 e os 60 anos, representando 40% dos casos tratados (Figura 3).

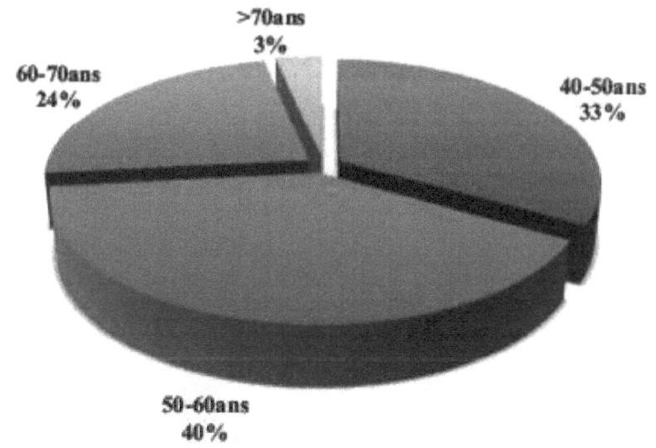

Figura 3: Distribuição dos pacientes de acordo com a idade.

3. Parite

Na nossa série, predominaram as mulheres multíparas (27 casos), ou seja, uma frequência de 90%, enquanto as nulíparas representaram apenas 3 casos (10%) (Figura 4).

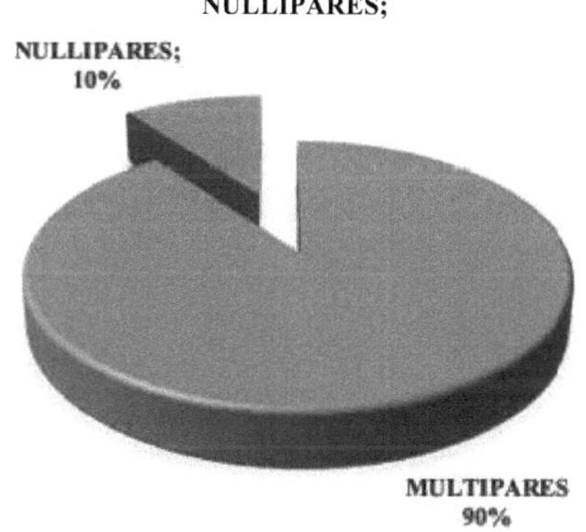

MULTIPARAL 90%

Figura 4: Distribuição dos pacientes de acordo com a paridade.

4. Contraceção oral

Na nossa série, 10 mulheres tinham tomado contraceptivos orais (33,33% dos casos). Treze casos não tomaram qualquer contracetivo oral (43,33% dos casos), enquanto em 7 mulheres (23,33%) a noção de toma de contraceptivos não foi especificada (Figura 5).

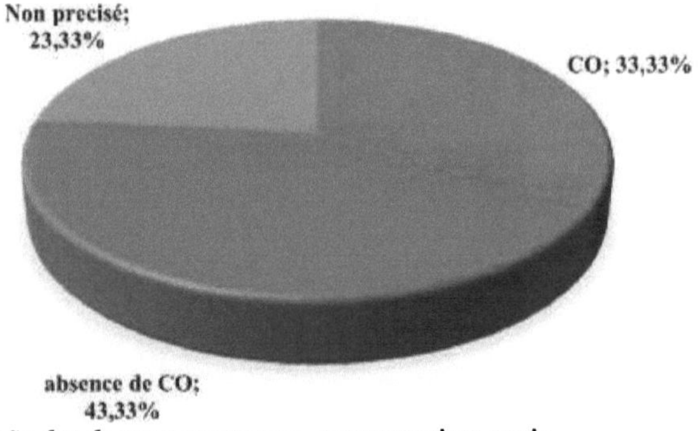

Figura 5: Repartição das doentes que tomam contraceptivos orais

5. Estado hormonal

Na nossa série, 16 doentes (53,33%) estavam na menopausa (Figura 6).

A idade da menopausa variou de 42 a 54 anos, com uma média de 46,9 anos.

O período médio de atividade genital neste grupo de mulheres foi de 37,5 anos, com extremos que variam entre 28 e 42 anos.

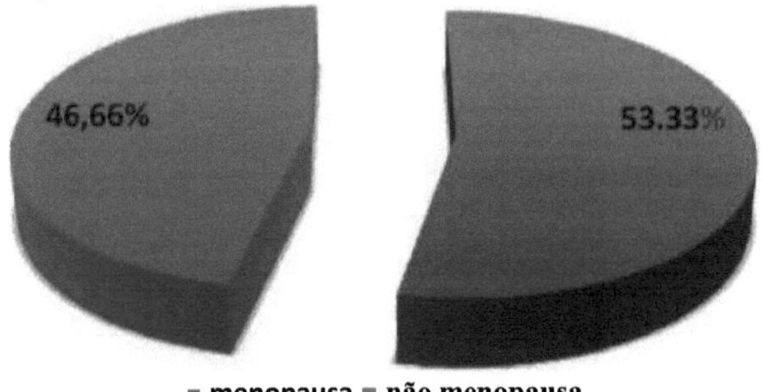

Figura 6: Distribuição dos doentes de acordo com o estado hormonal.

6. Amamentação

Vinte e três casos (76,66%) foram amamentados.

7. Antecedentes

7.1. Cancro da mama familiar

Duas doentes (6,66%) tinham uma história familiar de cancro da mama.

7.2. Empregados

A história de mastopatia benigna foi referida em apenas 3 doentes (10%).

Apenas um doente tinha antecedentes pessoais de cancro da tiroide.

II. Estudo clínico

1. Prazo de consulta

O tempo decorrido entre o aparecimento dos primeiros sinais e a data da consulta foi tardio na maioria dos doentes. Sessenta por cento dos doentes consultaram após 6 meses (Figura 7).

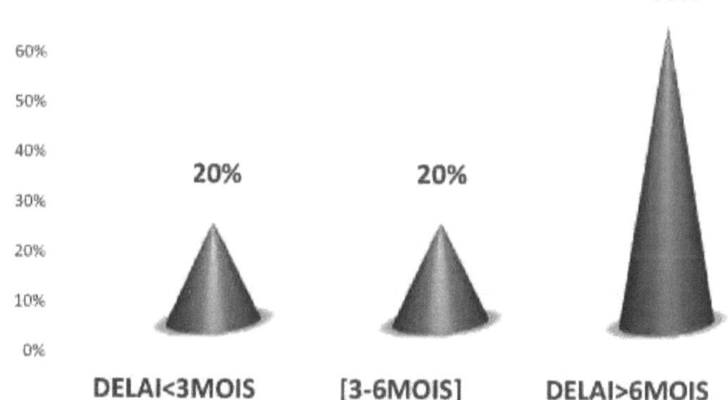

Figura 7: Repartição dos casos em função do tempo de consulta.

2. Revelar sintomas

O nódulo mamário é o motivo de consulta mais frequente na nossa série.
Representou 83,33% de todos os sintomas. Os sintomas mais frequentes, por ordem decrescente, foram (Figura 8):

Um nódulo: em 26 casos (83,33%).

Mastodinia: em 5 casos (16,66%).

Rastreio: em 3 doentes (10%).

Descarga mamária: em apenas uma doente (3,33%).

A vermelhidão da pele foi observada em apenas um doente (3,33%).

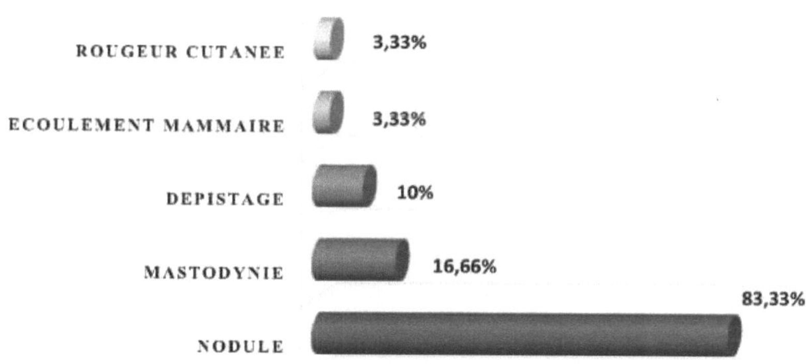

Figura 8: Sinais de CLI na nossa série.

3. Exame clínico

No exame clínico, a presença de :

Nódulos: Foram observados 36 nódulos em 29 doentes (97%). (Figura 9).

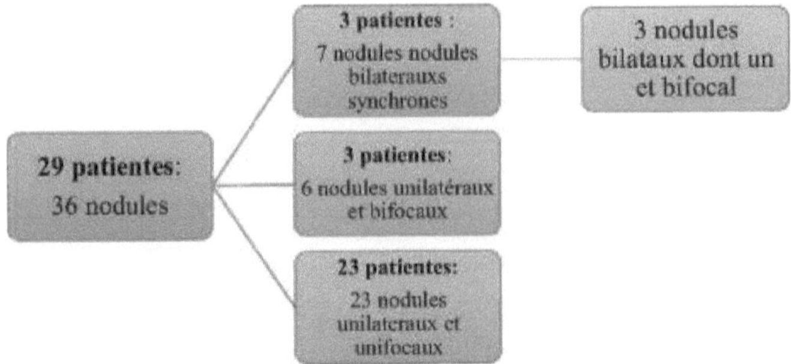

Figura 9: Número de nódulos detectados no exame clínico.

Retração da mama: foi observada em 5 doentes (16,66%).

Assimetria da altura: foi registada em 3 doentes (10%).

Micção: foi encontrada em apenas um doente (3,33%).

Vermelhidão cutânea: foi observada em apenas um doente (3,33%).

Corrimento mamilar: foi encontrado em apenas um paciente (3,33%).

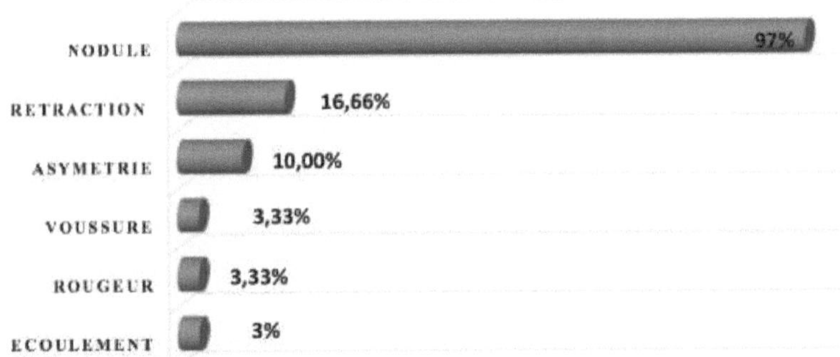

Figura 10: Sinais clínicos sugestivos de CLI na nossa série.

3.1. Assento

Todos os doentes foram submetidos a um exame clínico completo para identificar as várias caraterísticas clínicas do nódulo.

O tumor localizava-se preferencialmente na mama esquerda em 18 doentes (62%), na mama direita em 8 doentes (27,65%) e bilateralmente em 3 doentes (10,35%) (Figura 11).

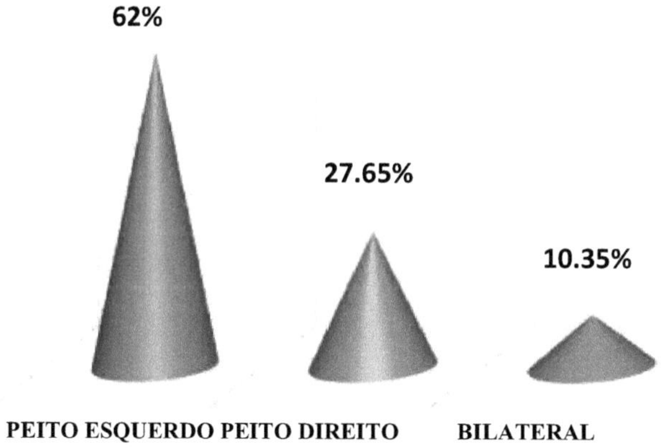

Figura 11: Distribuição dos doentes de acordo com o local do

3.2. Topografia da massa

Vinte e um nódulos localizavam-se na mama esquerda, dos quais 9 (42,85%) ocupavam o quadrante superolateral, e apenas 8 nódulos na mama direita, dos quais 6 (75%) ocupavam o quadrante superolateral direito (Tabela I).

Tabela I: Topografia do nódulo na nossa série.

	QSE	IQS	QII	QIE	JQS	JQI	JQE	JQI	Retromamário
Peito esquerda	9 (42.85%)	3 (14.28%)	1 (4.76%)	3 (14.28%)	1 (4.76%)	2 (9.5%)	1 (4.76%)	0	1 (4.76%)
Peito direito	6 (75%)	0	0	0	1 (12.5%)	0	1 (12.5%)	0	0

3.3. Bilateralidade

Três doentes apresentavam nódulos bilaterais síncronos, um dos quais bifocal, perfazendo um total de 7 nódulos. (Tabela II).

Tabela II: Topografia do nódulo nos 3 casos de CLI bilateral

	QSE	IQS	QII	QIE	JQS	JQI	JQE	JQI	Retromamelon
Peito esquerdo	2	1	0	0	0	0	0	0	1
Peito correto	3	0	0	0	0	0	0	0	0

3.4. Tamanho do nódulo

Na altura do exame clínico, a maioria dos nódulos era maior do que 2 cm: 22 nódulos (61%), distribuídos da seguinte forma (Figura 12):

> 18 nódulos, ou seja, 50% entre 2 e 5 cm.

> 4 nódulos, ou seja, 11% com dimensões superiores a 5 cm.

14 nódulos (39%) tinham menos de 2 cm.

O tamanho médio do tumor na nossa série foi de 3,31 cm, com extremos que variaram de 0,8 cm a 9 cm.

11%

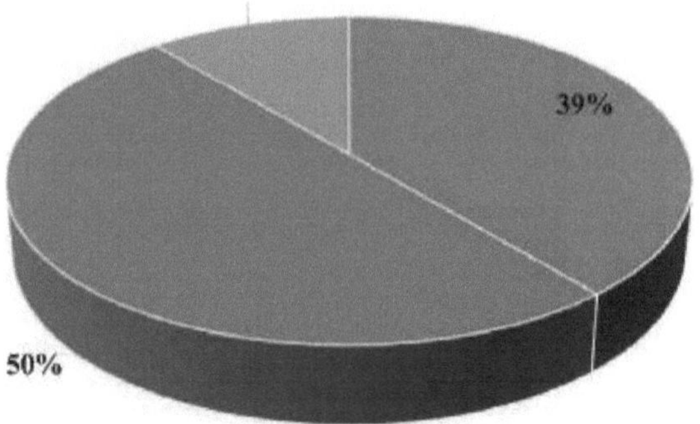

■ tamanho<2cm ■ tamanho(2-5cm) ■ tamanho>5cm

Figura 12: Distribuição dos doentes de acordo com o tamanho do tumor.

3.5. Outros sinais clínicos

Em nossa série, sinais inflamatórios foram observados em um paciente, enquanto 5 pacientes apresentaram retração do mamilo. Em 02 pacientes foi encontrado um tumor que se estendia profundamente na pele. A fixação superficial (cutânea) foi observada em 03 pacientes.

3.6. Exame dos gânglios linfáticos

A palpação dos gânglios linfáticos revelou adenopatia axilar móvel homolateral em 08 doentes (26,66%).

III. Estudo paraclínico

1. Mamografia

A mamografia foi efectuada em todas as nossas doentes e mostrou: (Figura 13)

1.1.   Uma massa em 29 doentes (96,66%).

1.2.   Microcalcificações em 8 doentes (26,66%).

1.3.   Desorganização arquitetónica em 7 doentes (23,33%).

1.4.   Sinais cutâneos em 7 doentes (23,33%).

1.5.   Macrocalcificações em 2 casos (6,66%).

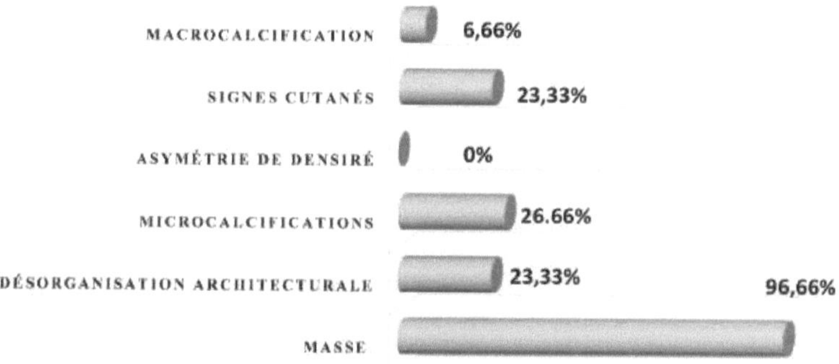

Figura 13: Aspectos mamográficos da CLI

1.6. Massa

Foi identificada uma massa mamária em 29 doentes.

1.6.1. O número

O número total de massas detectadas na mamografia foi de 39.

- Unilateral: 26 doentes apresentavam massas unilaterais na mamografia. Esta massa era unifocal em 21 doentes (72,41%) e bifocal em 5 doentes (17,24%),
- Bilateral: 3 doentes apresentavam massas bilaterais na mamografia (10,35%). A massa era multifocal em 2 destas 3 doentes, perfazendo um total de 8 massas.

1.6.2. Forma

A massa era :

Redondo em 2 casos (5,12%).

Não geométrica em 8 casos (20,51%).

Estelar em 29 casos (74,35%) (Figura 14)

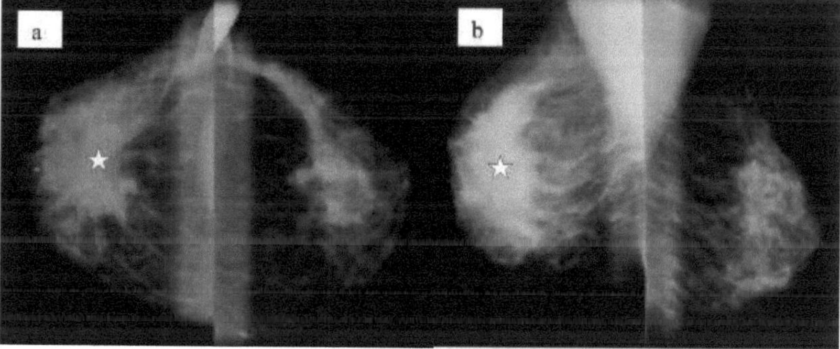

Figura 14: Mamografia bilateral, vista frontal (a) e vista oblíqua externa (b): Massa grande, densa e em forma de estrela na mama direita, causando uma densidade assimétrica. A mama esquerda é normal. Não há adenopatia axilar.

1.6.3. Tamanho

O tamanho médio do tumor na mamografia era de 2,16 cm, com extremos que variavam entre 0,5 cm e 5,6 cm.

1.6.4. Contornos

A massa era espiculada em 29 casos (74,35%) (Figura 15). Era circunscrita em 2 casos (5,12%) e tinha limites indistintos em 8 casos (20,51%) (Figura 16).

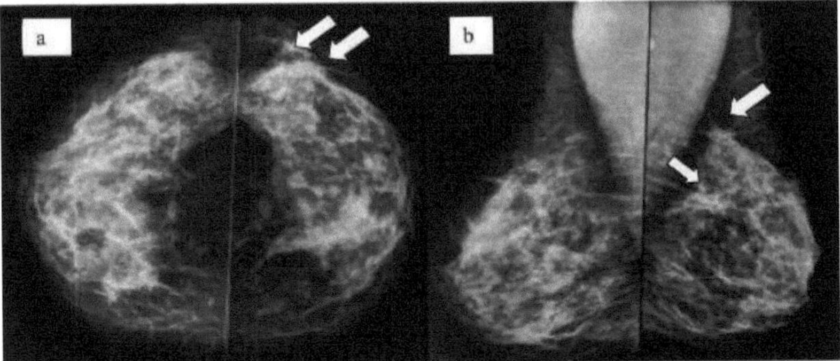

Figura 15: Mamografia bilateral em vista frontal (a) e oblíqua externa (b): mamas de densidade heterogénea, BIRADS tipo "c". 2 massas com contornos estrelados localizadas ao nível do QSEG (setas grossas). A mama direita tem um aspeto normal. Sem adenopatia axilar.

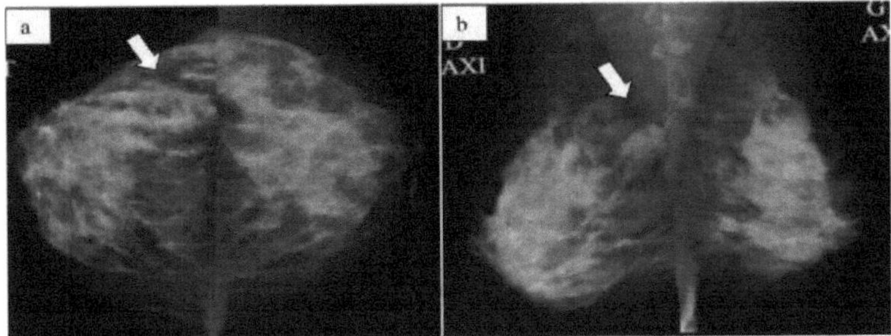

Figura 16: Mamografia bilateral nas incidências frontal (a) e oblíqua externa (b): mamas de densidade heterogénea, tipo "c" de BIRADS. Uma massa de baixa densidade, com um contorno semelhante a uma máscara em alguns locais, está localizada na extensão axilar direita (seta grossa). A mama esquerda é normal. Sem adenopatia axilar.

1.7. Distorção arquitetónica

Foi observada uma gama de desorganização arquitetónica em 7 doentes (23,33%) (Figura 17, 18).

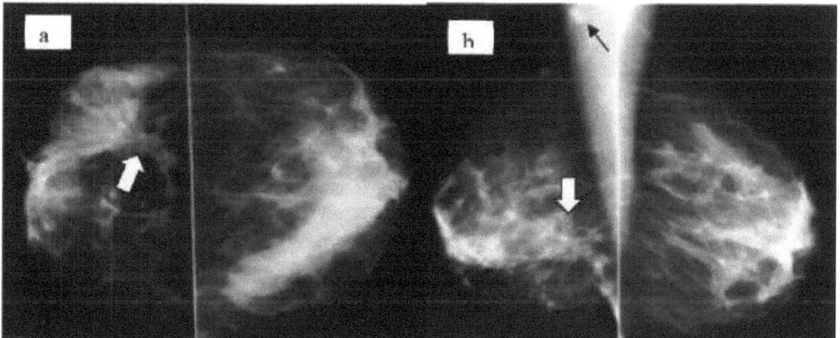

Figura 17: Mamografia bilateral nas incidências frontal (a) e oblíqua externa (b): densidade mamária heterogénea BIRADS "c". Desorganização arquitetural do QIE direito (seta grossa). Sem anomalias na mama esquerda. ADP axilar direita (seta).

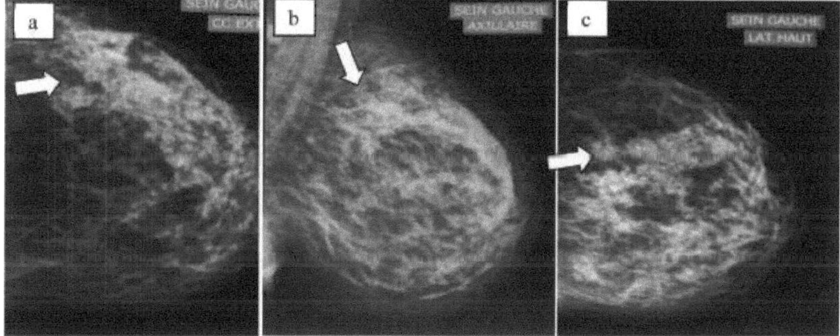

Figura 18: Mamografia unilateral esquerda, frente (a), oblíqua externa (b), perfil (c): mama heterogénea BIRADS "c". Desorganização arquitetural do QSE esquerdo (seta grossa). ADP axilar direita (seta branca).

1.8. Microcalcificações

Foram observadas microcalcificações em 8 doentes (26,66%). Foram agrupadas como focais em 3 casos, amorfas em 3 casos e pulverulentas em 2 casos (Figura 19).

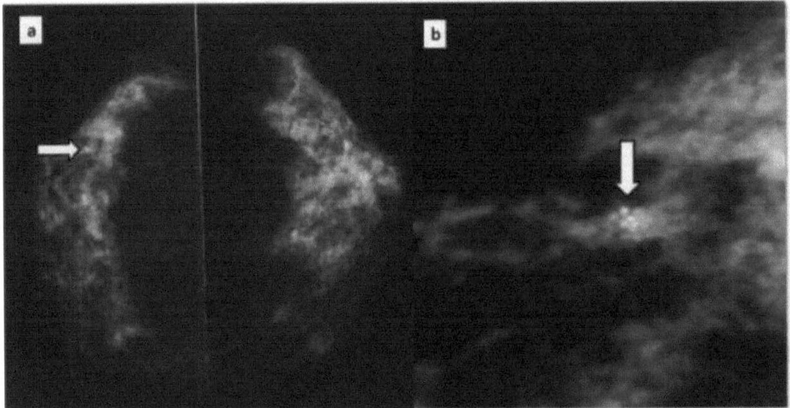

Figura 19: Mamografia bilateral com vista frontal (a) e zoom no QSE direito (b): densidade mamária heterogénea BIRADS "c". Foco de microcalcificações amorfas (seta grossa) no QSE direito.

1.9. Sinais associados

• Sinais cutâneos: sinais cutâneos como retração da pele, espessamento da pele e retração do mamilo foram observados respetivamente numa doente (3,33%), 4 doentes (13,33%) e duas doentes (6,66%) (Figura 20).

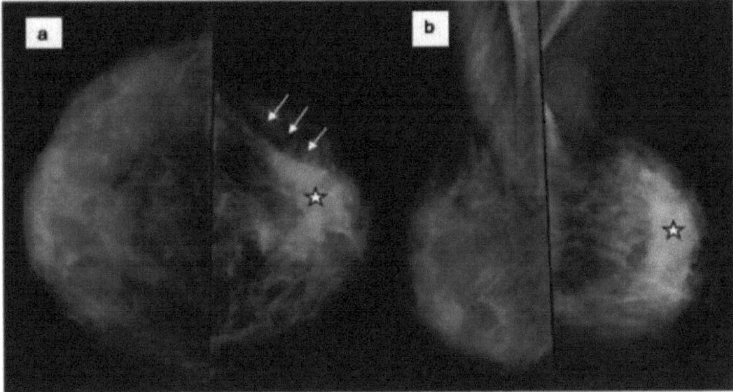

Figura 20: Mamografia bilateral nas incidências frontal (a) e oblíqua externa (b): assimetria mamária com mama esquerda mais pequena. É aqui que se localiza uma massa densa (estrela) de forma e contornos mal definidos, ocupando a mama esquerda e acompanhada de retração da pele (setas). A mama direita tem um aspeto normal. Não há adenopatia axilar.

• Macrocalcificações: foram observadas imagens de macrocalcificações em dois doentes (6,66%).

1.10. Bilateralidade

A bilateralidade foi observada em 3 pacientes, perfazendo um total de 8 massas mamográficas (2 pacientes tinham CLI bilateral e multifocal):

-uma massa única com uma forma arredondada e contornos circunscritos.

- 7 massas eram de forma estelar e de contorno pontiagudo.

1.11. Áreas ganglionares

A adenopatia axilar estava presente em 16 doentes (53,33%), dois dos quais tinham PDAs axilares bilaterais.

2. Ecografia mamária

Foi realizada uma ecografia mamária em todas as doentes.

2.1. Massa

Foi identificada uma massa em 29 doentes.

2.1.1. Número de lesões

O número total de lesões identificadas foi de 39 massas. A massa era unifocal em 21 doentes (72,41%), bifocal em 5 doentes (17,24%) e bilateralmente síncrona em 3 doentes (10,35%), dois dos quais tinham lesões multifocais.

2.1.2. Locais de lesão

A CLI foi mais prevalente na mama esquerda (62%). Vinte e sete por cento das massas localizavam-se na mama direita. A massa estava localizada no quadrante superolateral esquerdo em 42,85% dos casos.

2.1.3. Tamanho

O tamanho médio foi de 2,36 cm, com extremos entre 0,6 cm e 6 cm.

2.1.4. Forma

Entre as 39 massas :

- Vinte e nove tinham contornos irregulares (74,35%).
- Duas massas eram redondas (5,12%).
- Oito massas eram não-geométricas (20,51%) (Figura 21).

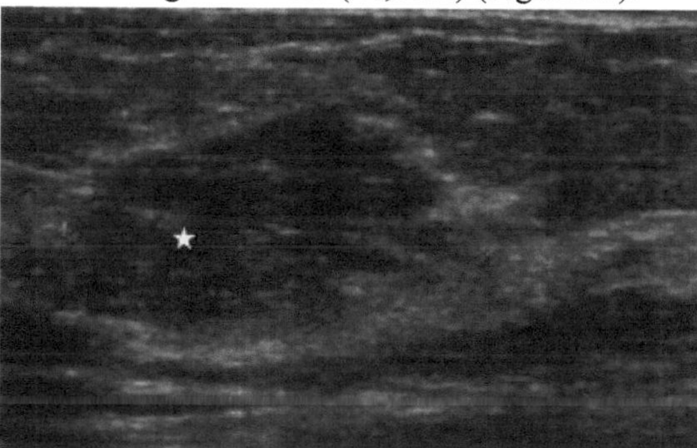

Figura 21: Ecografia mamária: Massa hipoecogénica heterogénea (estrela) com eixo longo paralelo à pele, não acompanhada de alterações nos ecos de cima. Os seus contornos são irregulares.

2.1.5. Contornos do tumor

Entre as 39 massas :

Seis eram microlobulados (15,38%).

Oito eram não-geométricos (20,51%).

Dez máscaras em 10 casos (25,64%).

Quinze tinham contornos indistintos (38,46%).

Em geral, a massa era hipoecogénica com um contorno não circunscrito em 33 casos (84,61%) e circunscrito em apenas 6 casos (15,36%).

2.1.6. O eixo principal da massa

O eixo longo da massa era perpendicular à pele em 5 casos e paralelo à pele em 7 casos.

2.1.7. Comportamento acústico

A atenuação posterior dos ecos foi observada em 51,72% dos casos e o reforço dos ecos foi visível em 34,48% dos casos (Figura 22).

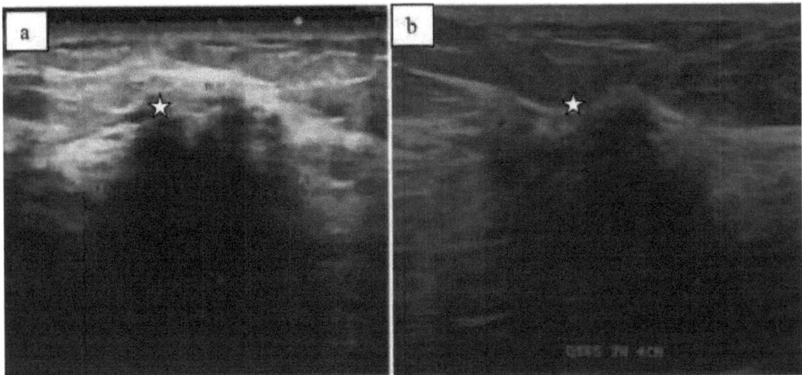

Figura 22: Ecografia da mama (a, b): Massa hipoecogénica (estrela) com um eixo longo perpendicular à pele, acompanhada de atenuação dos ecos na mama.

2.1.8. Halo ecogénico à volta da massa

Um halo hiperecogénico estava presente em 12 casos (30,76%).

2.2. Distorção arquitetónica

Foram observadas áreas de distorção da arquitetura da mama em 7 doentes (23,33%).

2.3. Outras lesões associadas

• Sinais cutâneos: A ecografia não identificou quaisquer sinais cutâneos na nossa série.

• Ectasia galactófora: Nenhuma imagem da ectasia galactófora.

• Lesões benignas: As lesões benignas foram identificadas na ecografia como distrofias fibrocísticas em 1 doente (3,33%) e microcistos bilaterais em 3 casos (10%).

• Microcalcificações : Foram observadas microcalcificações em 8 doentes (26,66%).

2.4. Áreas ganglionares

A adenopatia axilar foi observada em 16 doentes (53,33%).

3. Classificação BIRADS ACR :

Após a realização do exame ecomamográfico, as diferentes lesões foram identificadas de acordo com a classificação ACR, tendo em conta o seu potencial maligno.

Na nossa série, as lesões foram classificadas como ACR5 em 63,33% dos casos e ACR 4 em 36,66% dos casos.

casos (Figura 23).

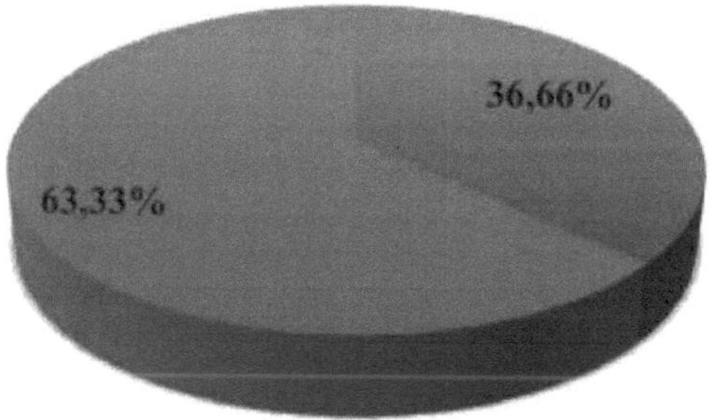

ACR4 HACR5

Figura 23: Classificação ACR por ultrassom

4. Ressonância magnética da mama

A RM mamária não fez parte da avaliação inicial na nossa série. Foi efectuada em apenas 3 doentes. Num caso, foi realizada no pós-operatório para explorar a mama contralateral. Nos outros dois casos, a RM foi realizada no pré-operatório para explorar um foco de distrofia mamária descoberto na ecografia num caso e para procurar doença multifocal no outro.

A RMN mostrou ausência de realce da massa em dois casos (Figura 24) e mastopatia fibrocística bilateral no terceiro.

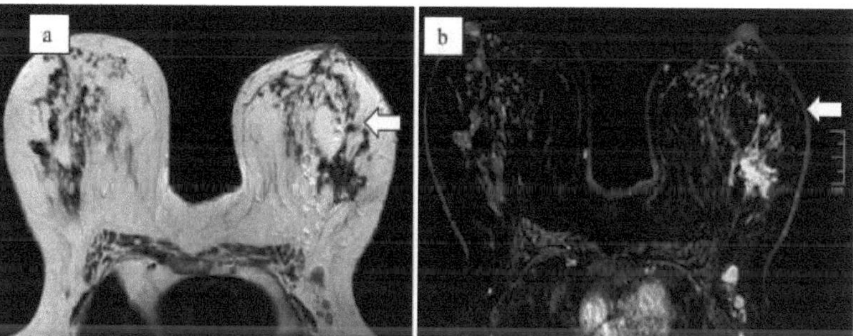

Figura 24: RM da mama em corte axial SE T2 (a) e SE T1 após injeção dinâmica de gadolínio: massa estrelada do QSE esquerdo (seta grossa) com realce não-massivo. Adenopatia axilar esquerda (seta).

IV. Estudo   anátomo-patológico em   biópsia e zonectomia

Todas as massas radiológicas suspeitas foram biopsadas (39 massas radiológicas), tendo sido confirmado o diagnóstico de CLI. A verificação histológica por zonectomia após identificação de um foco de microcalcificações foi efectuada apenas num doente em que não foi identificada uma massa radiológica nem um nódulo clínico e que apresentava CLI.

Foi obtido um total de 40 resultados histológicos antes da cirurgia, cujas caraterísticas histológicas eram as seguintes:

1. Tipo histológico

Em 5 casos, o CLI estava associado a carcinoma lobular in situ (12,5%).

Em apenas um caso a CLI esteve associada a CINS (2,5%).

A CLI foi encontrada em 34 casos (85%). (Figura 25).

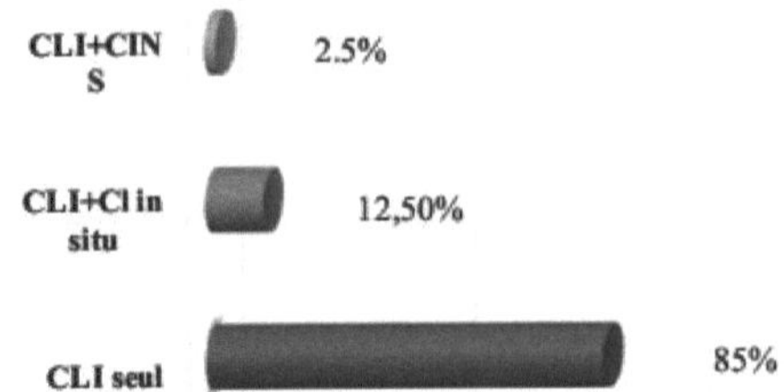

Figura 25: Tipo histológico do tumor

2. Classificação histo-pronóstica de Scarf-Bloom e Richardson (SBR)

O grau SBR foi especificado para todos os 40 tumores biopsiados (Figura 26).

- SBR II para 29 casos, ou seja, 72,5%.
- SBR I em 10 casos, ou seja, 25%.
- SBR III para um único caso, ou seja, 2,5%.

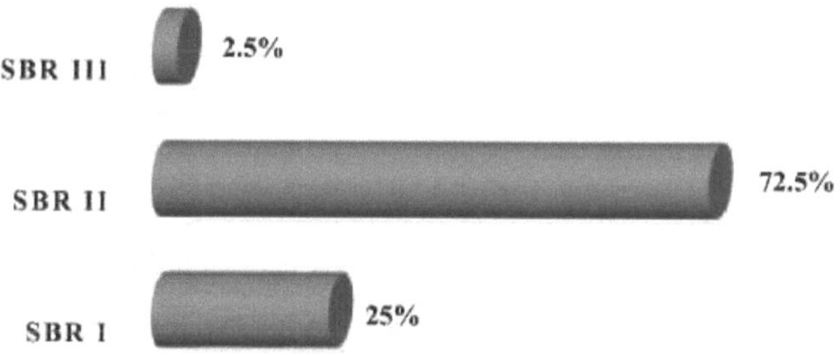

Figura 26: Classificação de acordo com o grau SBR

3. Dados imunohistoquímicos
3.1. Receptores hormonais

Foram detectados receptores de estrogénio e progesterona em todas as amostras de biópsia de tumores (Figura 27):

38 casos tinham receptores de estrogénio positivos (95%).

02 casos tinham receptores de estrogénio negativos (5%).

36 eram positivas para o recetor de progesterona (90%).

4 não expressavam receptores de progestina (10%)

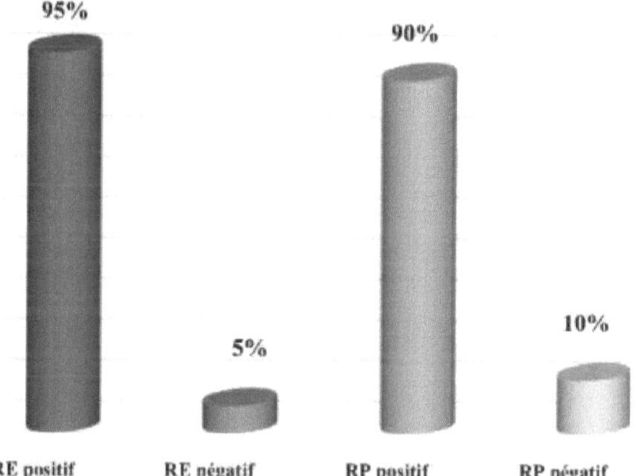

Figura 27: Distribuição dos receptores de estrogénio-progestagénio.

V. Estudo anátomo-patológico da peça cirúrgica
1. Tipo histológico

O estudo anatomopatológico incidiu sobre 31 peças operatórias de um total de 29 doentes operadas (tendo em conta as doentes com CLI bilateral: a primeira doente foi submetida a 2 intervenções cirúrgicas; tratamento radical da mama esquerda e tratamento conservador da mama direita; a segunda foi submetida a tratamento conservador para ambas as mamas e a terceira não foi operada, perfazendo um total de 29 doentes operadas das 30 e 31 peças operatórias).

• Nos 2 doentes operados com envolvimento bilateral: ambos os doentes apresentavam CLI bilateral.

• Nos restantes 27 doentes operados com envolvimento unilateral, foi encontrada CLI associada a carcinoma lobular in situ em 5 doentes, CLI associada a NCS em 1 caso e CLI em 21 doentes.

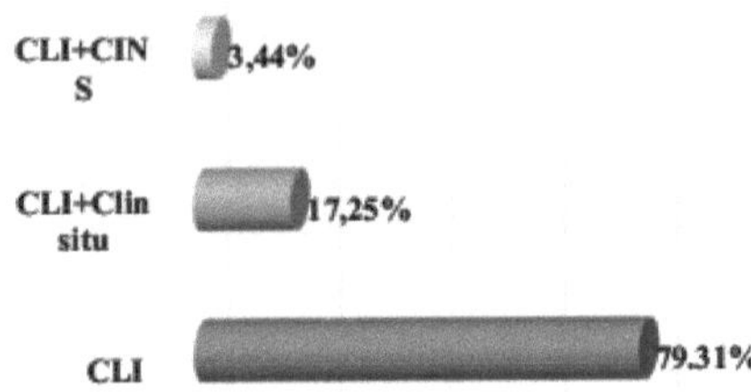

Figura 28: Tipo histológico do tumor

2. Número de lesões

A caraterística unifocal foi encontrada em 17 peças operatórias de um total de 31.
(54.84%).
As caraterísticas bifocal e multifocal foram encontradas em 6 e 8 casos respetivamente, ou seja, uma percentagem de 19,36% e 25,80%. (Figura 29).

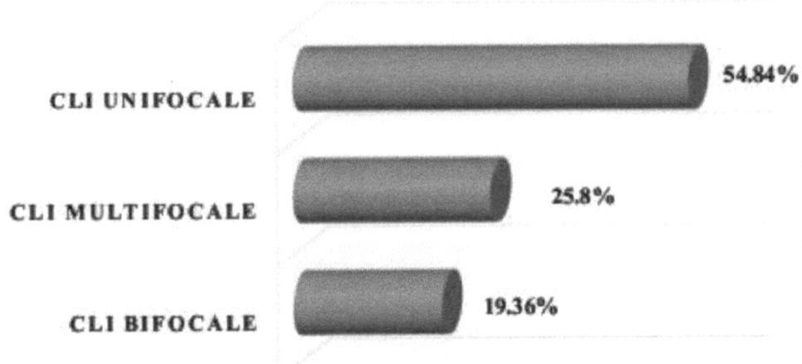

Figura 29: Repartição da CLI por número de agregados familiares

3. Envolvimento histológico dos gânglios linfáticos

A dissecção dos gânglios linfáticos foi positiva em 21 doentes (72,41%).
O número de gânglios linfáticos afectados é detalhado na figura abaixo. (Figura 30)

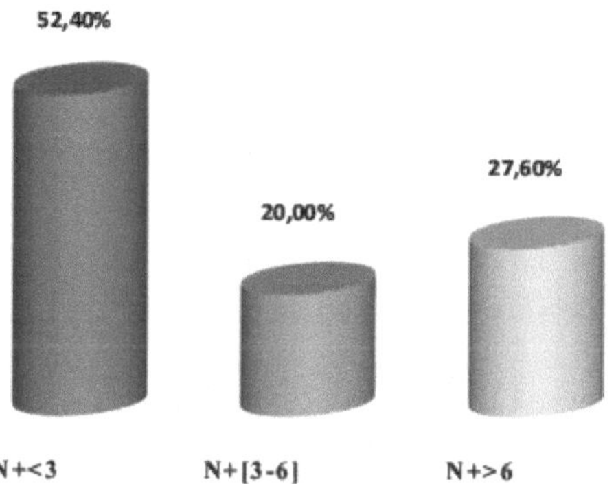

Figura 30: Número de gânglios linfáticos afectados

4. Rutura capsular

Foram identificados dois casos de rutura capsular no exame anatomopatológico (6,45%).

5. Tamanho do tumor

O tamanho médio do tumor era de 3,27 cm, com extremos que variavam entre 1 cm e 6,5 cm.

6. Embolia vascular

Não se registaram casos de embolia vascular na nossa série.

7. Classificação histo-pronóstica de Scarf-Bloom e Richardson (SBR)

A classe SBR foi especificada para todas as 31 peças cirúrgicas (Figura 31).

SBR II para 23 casos, ou seja, 74,2%.

SBR I em 7 casos, ou seja, 22,58%.

SBR III para um único caso, ou seja, 3,22%.

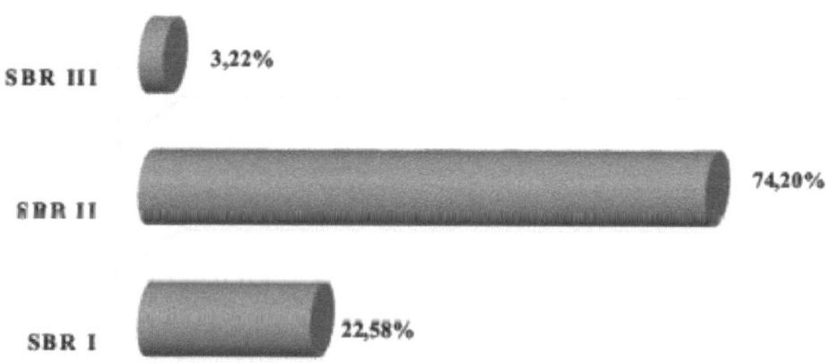

Figura 31: Classificação de acordo com o grau SBR

8. Dados imunohistoquímicos
8.1. Receptores hormonais

Os receptores estrogénicos e de progestagénio foram investigados em todas as peças cirúrgicas (Figura 32):

29 tumores tinham receptores de estrogénio positivos (93,55%).

02 tinham receptores de estrogénio negativos (6,45%).

27 eram positivos para o recetor de progesterona (87,1%).

28 não exprimiam receptores de progestina (12,9%).

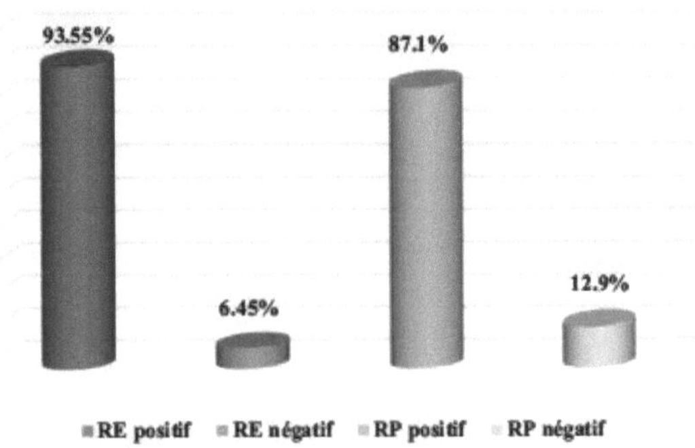

Figura 32: Distribuição dos receptores de estrogénio-progestagénio.

8.2. Receptores HER2

Na nossa série, a maioria dos tumores não expressava o recetor HER2 (Figura 33).

4 casos (12,9%) expressaram o recetor HER-2.

O HER-2 foi negativo em 27 casos (87,1%).

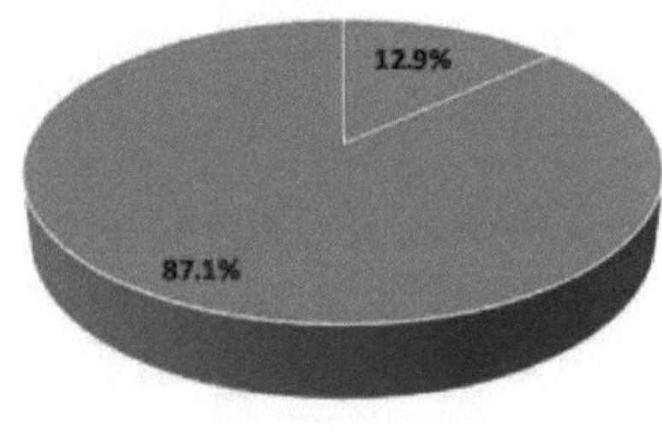

Figura 33: Distribuição dos doentes de acordo com a expressão de HER2.

8.3. KI 67

O fator de proliferação ki67 era superior a 20% em 3 doentes.

VI. Avaliação da extensão

O objetivo do exame de extensão é procurar localizações secundárias para classificar o tumor e determinar o seu prognóstico inicial. Normalmente, o exame inclui uma componente clínica e uma componente paraclínica.

1. Avaliação geral da extensão

1.1. Clínica

Foi efectuado um exame geral em todos os doentes. Não foram detectadas quaisquer anomalias em 29 doentes, à exceção de hepatomegalia num caso.

1.2. Clínica Para

1.2.1. Radiografia do tórax

Foram efectuadas radiografias do tórax a todos os doentes, que não revelaram quaisquer anomalias.

1.2.2. Ecografia abdominal e pélvica

A ecografia abdominal e pélvica revelou metástases hepáticas em apenas um caso.

1.2.3. Cintilografia óssea

Era normal em todos os doentes.

1.2.4. CA 15-3

Os níveis de CA15-3 estavam elevados (10 vezes o normal) no doente com metástases hepáticas.

1.2.5. TC torácica, abdominal e pélvica

Foi realizada num único doente para procurar uma localização secundária.

VII. Classificação TNM

1. T: tamanho do tumor

Os 36 nódulos encontrados no exame clínico incluíam :

14 nódulos foram classificados como T1 (38,88%).

16 nódulos foram classificados como T2 (44,44%).

2 nódulos foram classificados como T3 (5,57%).

4 nódulos foram classificados como T4 (11,11%). (Figura 34).

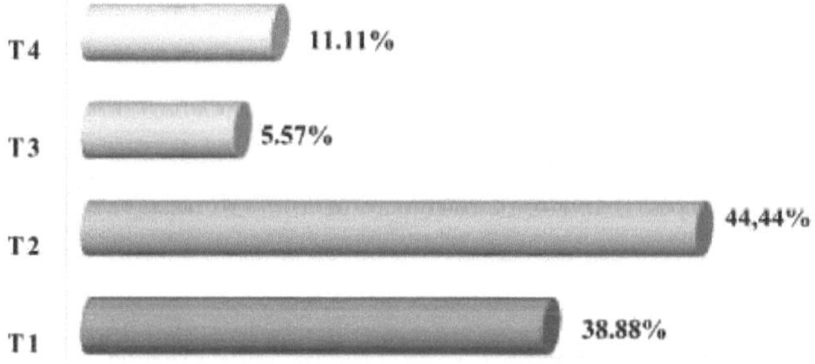

Figura 34: Classificação TNM de acordo com o tamanho do T.

2. N: adenopatias regionais

O exame clínico revelou o seguinte (Figura 35):

Adenopatias móveis homolaterais (N1): 11 casos (36,66%).

Adenopatias homolaterais fixas (N2): ausentes.

Adenopatias contralaterais (N3): ausentes.

Ausência de adenopatia regional (N0): 19 casos (63,33%).

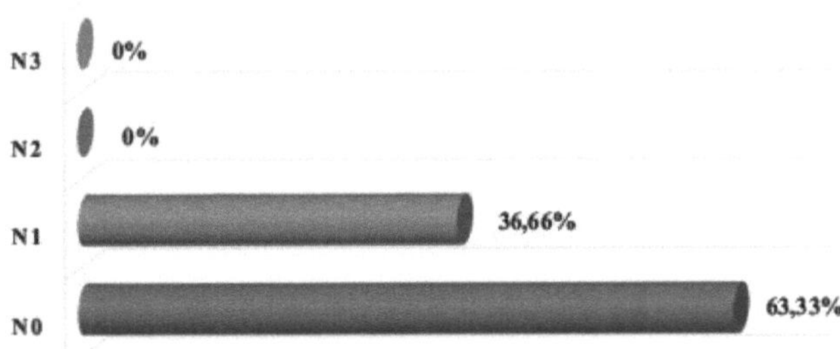

Figura 35: Classificação TNM de acordo com as adenopatias loco-regionais

3. M: Metástases

Apenas um doente tinha uma localização secundária no fígado na altura do diagnóstico (Figura 36).

3,33%
M1

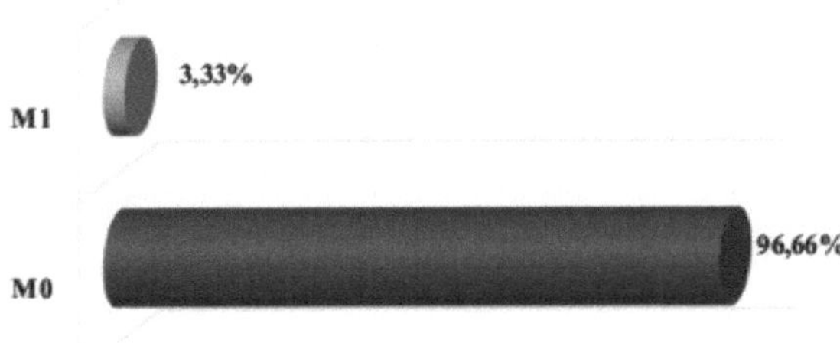

Figura 36: Classificação TNM de acordo com as metástases

VIII. Métodos terapêuticos

Todos os casos foram discutidos numa reunião de consulta multidisciplinar (RCP) para decisão terapêutica. Foram efectuados 31 procedimentos cirúrgicos, incluindo 2 CLI bilaterais em 2 doentes.

O número total de doentes operados foi de 29, uma vez que um caso de CLI bilateral síncrono metastático não foi operado. (Figura 37)

1. Cirurgia

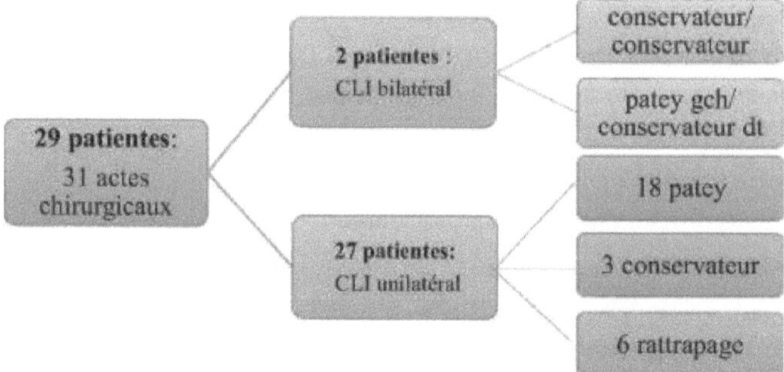

Figura 37: Reparação de intervenções cirúrgicas

1.1. Patey

Tendo em conta os nódulos bilaterais, foram efectuados 19 procedimentos cirúrgicos radicais do tipo Patey, ou seja (61,3%) de um total de 31 procedimentos cirúrgicos.

1.2. Tratamento conservador

Seis operações de lumpectomia conservadora com dissecção de gânglios linfáticos axilares homolaterais (19,35%).

1.3. Tratamento de recuperação

A mastectomia de resgate foi indicada em 06 casos devido a margens tumorais insalubres, ou seja, 19,35% (Figura 38).

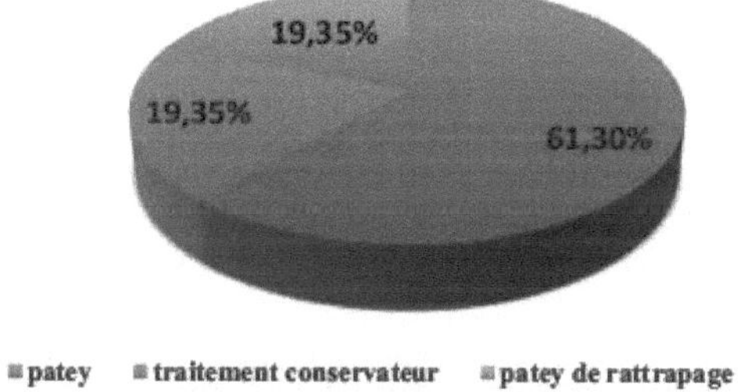

Figura 38: Distribuição de acordo com a modalidade de tratamento cirúrgico.

2. Radioterapia

A radioterapia externa foi efectuada em 28 pacientes (93,33%): 25 sessões: 2 GY por sessão, todos os dias; 5 dias por semana; durante 5 semanas de tratamento.

3. Quimioterapia

3.1. Quimioterapia adjuvante

Vinte e três doentes (76,66%) tinham recebido quimioterapia adjuvante.

3.2. Quimioterapia neoadjuvante

A quimioterapia neoadjuvante à base de PEC100 e docetaxel: 6 cursos de 21 em 21 dias, foi indicada em 4 doentes (13,33%), com uma resposta parcial após a quimioterapia, tendo todos eles sido posteriormente submetidos a tratamento radical.

3.3. Quimioterapia paliativa

Realizado num doente com doença metastática.

4. Hormonoterapia

A terapêutica hormonal adjuvante foi efectuada em 28 doentes (93,33%). O protocolo diferiu consoante o estado hormonal.

4.1. Antes da menopausa

A terapêutica hormonal com tamoxifeno foi indicada em 12 doentes (42,85%).

4.2. Após a menopausa

A terapia hormonal com antiaromatase foi prescrita em 16 casos (57,15%).

5. Terapia dirigida

A terapêutica dirigida baseada na herceptina foi indicada para 4 doentes com sobreexpressão de HER2 (13,33%).

IX. Evolução

O seguimento pós-operatório imediato foi favorável para todos os nossos doentes durante a sua hospitalização. Complicações tardias: não se registaram recidivas locais ou metástases à distância em todos os nossos doentes, mas foram observados 4 casos de linfoceles.

X. Controlo

As nossas doentes operadas foram seguidas conjuntamente por um oncologista e um ginecologista, com um exame clínico de 3 em 3 meses no primeiro ano e de 6 em 6 meses durante 5 anos, e depois uma vez por ano durante toda a vida. Este exame abrange os 2 seios, a parede torácica e os gânglios linfáticos satélites.

A primeira mamografia foi efectuada 6 meses após o fim do tratamento e, a partir daí, repetida anualmente. A vigilância foi efectuada na mama contralateral, dada a frequência de cancros contralaterais na CLI.

XI. Sobrevivência

Na nossa série, a taxa de sobrevivência a 5 anos foi de 77,3%. (Figura 39)

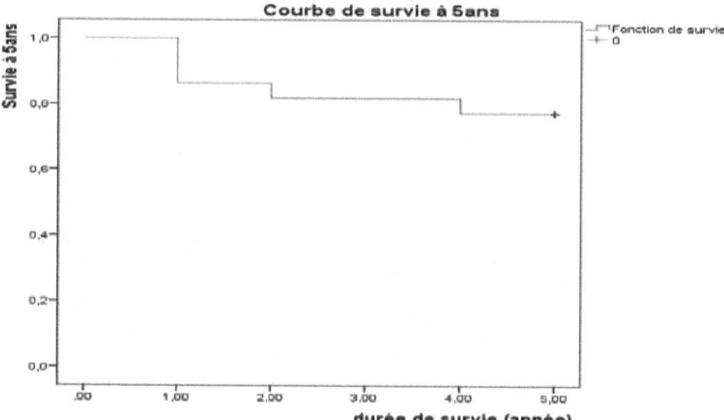

Figura 39: Curva de sobrevivência global a 5 anos

4 DISCUSSÃO

I. Epidemiologia

1. Frequência

O cancro da mama é atualmente o principal cancro nas mulheres em todo o mundo, dominado pelo cancro invasivo, que representa mais de 90% de todos os tipos histológicos [4].

Entre os carcinomas invasivos, o CLI continua a ser especial devido à sua dificuldade de diagnóstico e ao seu modo de proliferação.

O CLI representa 5-15% dos cancros da mama [1; 2]. É o segundo tipo histológico mais comum de cancro da mama, a seguir ao NSCLC.

A sua incidência está a aumentar acentuadamente, passando de 9,5% em 1987 para 15,6% em 1999 nos Estados Unidos, tendo algumas hipóteses atribuído este aumento ao incremento da prescrição da terapêutica hormonal de substituição e da contraceção oral [3].

Na Suíça, um estudo também mostrou um aumento de 14,4% na frequência da CLI no período de 1976-1999 [7].

Este resultado também foi demonstrado no nosso estudo, com um aumento da frequência de CLI de 2% em 2008 para 7% em 2017.

De facto, vários estudos concluíram que este aumento parece estar relacionado com a frequência de utilização da terapia de substituição hormonal (TRH) após a menopausa, o que poderia multiplicar o risco de desenvolvimento de CLI por um fator de 2 a 3, e em muito maior grau do que para o CINS. O consumo de álcool pode também aumentar o risco de cancro lobular, mas nem todos os estudos estão de acordo sobre este aspeto [5,6].

A evolução e desenvolvimento de métodos de diagnóstico como a ecografia e a ressonância magnética, mais sensíveis que a mamografia na deteção da CLI [8], bem como o aperfeiçoamento das técnicas histopatológicas, podem também contribuir para o aumento da taxa de deteção da CLI, explicando a sua crescente incidência nos últimos anos.

A incidência de CLI difere de uma população para outra (Figura 40):

Nos Estados Unidos, Wasfi et al [9] mostraram que a CLI representava 10,5% de todos os casos de cancro da mama.

Na Coreia do Sul, esta frequência está estimada em 2,8%, de acordo com Jung et al [10].

Em França, Sastre Garau et al [11] encontraram uma frequência de 6,5%.

Na Tunísia, de acordo com Khlifi et al [12], esta frequência foi de 5,4%.

Na nossa série, a frequência de CLI foi estimada em 4%.

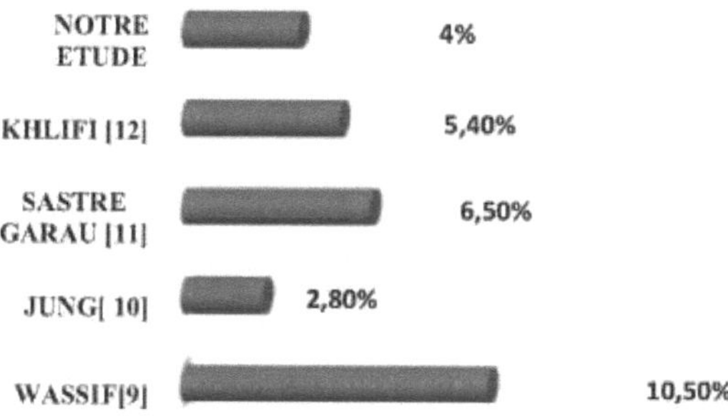

Figura 40: Frequência de CLI por série.

2. Idade

A CLI afecta principalmente mulheres mais velhas, frequentemente na menopausa, e, em comparação com a CINS, ocorre em mulheres que são geralmente 3 anos mais velhas [13].

A idade média varia de um estudo para outro (Figura 41):

Para Wasfi et al [9], a idade média era de 64,9 anos, com extremos que variavam entre 51 e 78 anos.

De acordo com o estudo de Jung et al [10], o CLI afecta mulheres 10 a 20 anos mais novas na população asiática, e a idade média de aparecimento destes tumores foi de 48,4 anos.

De acordo com Fortunato et al [14], a média foi de 63 anos.

De acordo com Khlifi et al [12], a idade média era de 51 anos (com extremos que variavam entre 31 e 86 anos).

Na nossa série, a média de idade de início da CLI foi de 53,43 anos, com extremos que variaram entre 40 e 79 anos, sendo o grupo etário entre 40 e 50 anos o mais afetado.

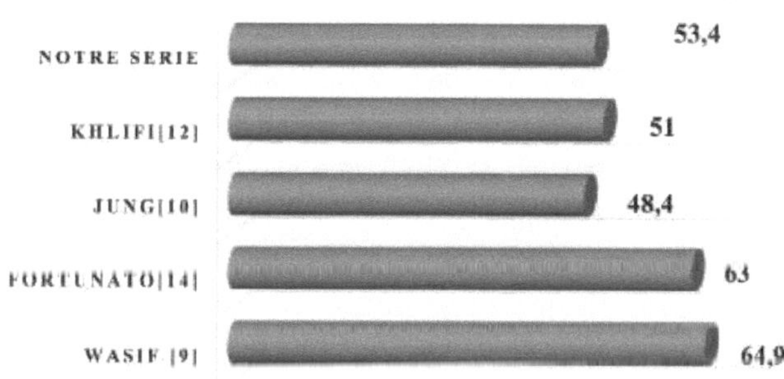

Figura 41: Idade média dos doentes com CLI em diferentes estudos.

3. Factores de risco

3.1. Menarches

O início precoce do cancro da mama é considerado um dos principais factores de risco para o desenvolvimento do cancro da mama. Este parâmetro parece estar ligeiramente mais envolvido no CLI do que no CINS [15].

No nosso estudo, a idade média da primeira regia foi de 12,5 anos, com extremos que variaram de 11 a 17 anos.

3.2. Paridade, idade da primeira gravidez

De acordo com o estudo de newcomb et al [16], a nuliparidade e a idade tardia da primeira gravidez são factores de risco para a CLI mamária.

Uma primeira gravidez tardia após os 30 anos de idade foi associada a um aumento de 2,4 vezes no risco de CLI em comparação com uma primeira gravidez antes dos 20 anos de idade (OR, 2,4; 95% CI, 1,9-2,9). A associação foi menos pronunciada para CINS (OR, 1,3; 95% CI, 1,2-1,4).

A nuliparidade foi associada a um risco acrescido para todos os subtipos de cancro da mama, em comparação com as mulheres com menos de 20 anos, mas a associação foi mais forte com o lobular (OR, 1,7; 95% CI, 1,3-2,2) do que com o ductal (OR, 1,2; 95% CI, 1,1-1,3).

Na nossa série, os resultados são inconsistentes com a literatura, uma vez que as mulheres nulíparas representaram apenas 10% dos casos, enquanto quase todas as doentes que desenvolveram CLI eram multíparas, mas não dispúnhamos de detalhes sobre a idade da primeira gravidez em todos os nossos ficheiros.

3.3. Menopausa

A menopausa tardia aumenta o risco de CLI (aumento de 3,6% por ano versus 2,6% para CINS) [15].

Na nossa série, 53,33% das doentes estavam na menopausa, com uma idade média estimada da menopausa de 46,9 anos, variando entre 42 e 54 anos, e uma idade média estimada da atividade genital de 37,5 anos (variando entre 28 e 42 anos).

3.4. Amamentação

Segundo Christopher et al [17], o aleitamento materno não parece ser um fator de proteção contra a CLI, uma vez que, no seu estudo, em comparação com as mulheres que nunca amamentaram, as que amamentaram durante mais de 24 meses tiveram um risco reduzido de CINS, mas não de CLI.

Na nossa série, 76,66% das mulheres com CLI amamentaram, mas a duração da amamentação não foi mencionada em todos os processos estudados.

3.5. Terapia de substituição hormonal

Vários estudos demonstraram que existe uma relação causal entre a terapia de substituição hormonal e o desenvolvimento de CLI, uma vez que aumenta o risco desta condição por um fator de 2 a 3, e numa extensão muito maior do que a CINS [18].

Reeves et al, encontraram um risco relativo para a utilização de TRH após a menopausa de 2,25 (IC: 2,00-2,52) para cancros lobulares e 1,63 (1,55-1,72) para cancros ductais [19].

No nosso estudo, esta hipótese não foi apoiada, uma vez que nenhum dos nossos doentes tinha recebido terapia de substituição hormonal.

3.6. Antecedentes pessoais de mastopatia benigna

Certos tumores benignos da mama, como a mastopatia fibrocística ou a hiperplasia lobular, e sobretudo a mastopatia proliferativa e atípica, aumentam o risco de cancro da mama.

De acordo com o estudo de Dupont e Pagedans [20], que envolveu 1835 pacientes, os adenofibromas são um fator de risco para o desenvolvimento de cancro da mama a longo prazo. Estes cancros podem ser de diferentes tipos: lobular, ductal, infiltrativo ou "in-situ".

Na nossa série, apenas 03 doentes referiram antecedentes pessoais de mastopatia benigna, o que representou 10% do total de casos estudados.

3.7. Antecedentes familiares

Os factores genéticos desempenham certamente um papel importante e aumentam o risco de CLI, uma vez que estão ligados a várias mutações, incluindo a mutação CDH1, que é a mais frequente na CLI [21]. Esta mutação é ainda mais importante quando a CLI é bilateral e ocorre numa idade jovem. Da mesma forma, a mutação BRCA2 no cromossoma 13 e a mutação BRCA1 no cromossoma 17 aumentam a incidência de CLI em 8,4% e 2,2%, respetivamente [22].

Para Khlifi [12], 8,1% das pacientes tinham uma história familiar de cancro da mama e, de acordo com o estudo de El Alouani, esta taxa era de 14%. [23]

Na nossa série, apenas uma doente (3,33%) tinha uma história familiar de cancro da mama, mas não foi realizado um estudo genético.

3.8. História de carcinoma lobular in situ

Este tumor representa 1 a 8% dos cancros da mama e ocorre duas vezes em cada três antes da menopausa. Esta lesão é considerada por alguns como um simples fator que favorece o desenvolvimento de um cancro posterior, e por outros como uma fase de transição para o desenvolvimento de um cancro invasivo [24].

No nosso estudo, nenhuma das doentes tinha antecedentes de carcinoma lobular in situ, mas na altura do diagnóstico encontrámos uma associação de CLI e CLinsitu em 5 casos.

II. Estudo clínico

1. Prazo de consulta

A CLI evolui frequentemente de forma quiescente: um período de consulta superior a 6 meses foi geralmente demonstrado em vários estudos: este período foi de 7,8 meses em média para Khlifi [12], e de 7 meses para El Alouani [23].

No nosso estudo, 60% dos doentes consultaram-nos após 6 meses.

2. Motivo da consulta

Na maior parte das vezes, a CLI não apresenta sintomas e surge normalmente como uma massa bastante grande e mal definida que é difícil de distinguir. Nalguns casos, verifica-se apenas um espessamento global da glândula mamária ou um aspeto multinodular difuso. Este fenómeno está ligado ao facto de o CLI se caraterizar por uma reação estromal menos marcada ou mesmo ausente e infiltrar insidiosamente a glândula mamária, o que poderia explicar o seu diagnóstico tardio [25].

O corrimento mamilar, a mastodinia, a deformação e/ou o aumento da mama, a retração do mamilo ou a vermelhidão da mama também podem ser sinais de CLI.

De acordo com o estudo de Cao et al [26], o sintoma revelador foi um nódulo em 84,9%, microcalcificações em 13,2% e corrimento mamilar em 1,9%.

De acordo com Khlifi [12], o principal sintoma foi um nódulo em 87,8% dos casos e, de forma semelhante, para El Alouani, os nódulos representaram 80% dos motivos de consulta [23].

Em consonância com a literatura, o nódulo foi o sinal revelador mais frequente na nossa série, com uma percentagem de 83,33% (Figura 42).

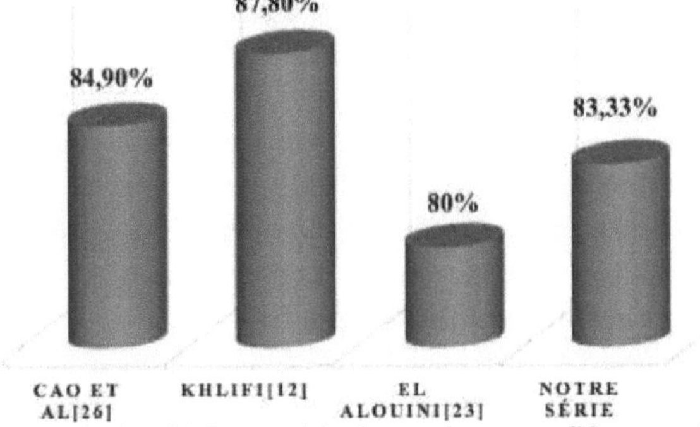

Figura 42: Frequência do nódulo mamário de acordo com as diferentes séries.

3. Exame físico

3.1. Local do tumor

De acordo com vários estudos, é mais provável que o CLI ocorra na mama esquerda. De acordo com Wasfi et al [9], o tumor é encontrado na mama esquerda em 50,9% dos casos.

Na nossa série, de acordo com a literatura, 62% dos tumores eram do lado esquerdo.

Se estudarmos o tumor na própria mama, verificamos que os diferentes quadrantes podem ser afectados em diferentes graus, mas, segundo vários autores, o quadrante superolateral é o mais frequentemente afetado:

De acordo com Wasfi et al [9], a CLI ocorre no quadrante superolateral em 36,7% dos casos. O segundo local mais comum é a área retromamária, seguida pelo quadrante superinterno.

Na nossa série, o tumor foi mais frequentemente encontrado no quadrante superolateral esquerdo em 42,85% dos casos.

3.2. Multifocalite

Uma das particularidades da CLI é o envolvimento multifocal do parênquima mamário. Numa série de 130 casos de CLI, Tot et al encontraram 49% de envolvimento uni-focal, 12% de envolvimento multifocal e 28% de infiltração difusa [27].

De acordo com o nosso estudo, ao exame clínico, 3 doentes (10,35%) apresentavam lesões bifocais e apenas um apresentava lesões multifocais e bilaterais (3,44%).

3.3. Bilateralidade (figura 43)

Uma das principais caraterísticas da CLI é o envolvimento bilateral. Este facto foi demonstrado por vários autores que encontraram uma elevada incidência de tumores bilaterais em doentes com CLI [28].

Polednak et al [29] realizaram um estudo comparativo entre 300 casos de cancro da mama síncrono bilateral e 13.495 doentes com cancro da mama unilateral e verificaram que, nas formas bilaterais, a CLI era mais comum.

Num estudo semelhante de 143 casos de cancro da mama bilateral síncrono, Intra et al [30] também verificaram que a CLI era mais frequente nas formas bilaterais (15,5%).

Numa análise retrospetiva efectuada por Goldflam et al [31] de 239 doentes com CLI que foram submetidas a mastectomia contralateral profilática, encontraram 49 lesões CINS e outras lesões de risco moderado ou elevado na peça de mastectomia contralateral, com uma frequência de 20,5%.

No nosso estudo, o envolvimento bilateral do tumor foi registado em 3 doentes, ou seja, 10,35% dos casos.

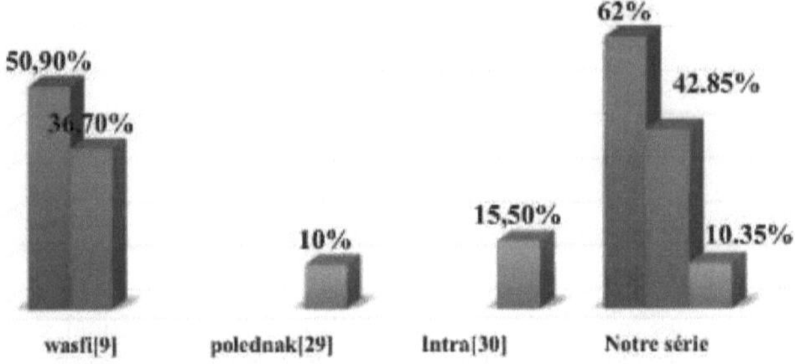

Figura 43: A sede da CLI nas diferentes séries.

3.4. Tamanho clínico

A CLI é geralmente diagnosticada numa fase tardia; num estudo de Pestalozzi et al, 55,1% das massas eram maiores do que 2 cm [32].

Na nossa série, a maioria dos tumores era maior do que 2 cm ao diagnóstico (61%), 11% dos quais eram maiores do que 5 cm, e o tamanho médio do tumor foi estimado em 3,31 cm, o que é consistente com a literatura.

3.5. Limites do tumor

Clinicamente, a CLI apresenta-se frequentemente como massas mal definidas com contornos irregulares [33].

Estes achados foram confirmados na nossa série, uma vez que a massa era mal limitada e tinha contornos irregulares em 74,35% dos casos.

3.6. Exame dos gânglios linfáticos

A sobrevivência dos doentes é inversamente proporcional ao envolvimento dos gânglios linfáticos, que é um dos factores de prognóstico do CPNPC da mama [34]. O número de gânglios linfáticos afectados orienta a gestão terapêutica e a escolha de terapias adjuvantes.

Embora a CLI seja mais frequentemente diagnosticada numa fase mais precoce do que a NIC, e apesar do seu grande tamanho aquando do diagnóstico, observou-se que a taxa de envolvimento dos gânglios linfáticos é igual ou mesmo ligeiramente inferior à da NIC [12].

De acordo com KHLIFI [12] e Alouini [23], a adenopatia axilar homolateral foi encontrada em 45,9% e 51,66% dos casos, respetivamente.

No nosso estudo, a adenopatia axilar móvel homolateral foi encontrada em 36,66% dos doentes.

III. Imagiologia médica

A baixa densidade das células tumorais e a ausência de reação do estroma tornam o CLI difícil de detetar através de um simples exame físico ou de uma mamografia.

A mamografia tem uma sensibilidade baixa (57-79%) para a deteção de CLI. Este facto levou ao interesse por outras modalidades de imagiologia, como a ecografia, a ressonância magnética, a tomossíntese e a imagiologia molecular orientada [35].

1. Mamografia

O objetivo final da mamografia é a deteção precoce do cancro da mama. Imagens detalhadas, de alta qualidade e de alta resolução, baseadas nas diferenças de contraste entre o tecido mamário normal e o lesionado, são os elementos fundamentais que permitem a deteção de lesões malignas através da mamografia.

Quando estas diferenças de contraste são pequenas, a deteção do cancro da mama por mamografia torna-se cada vez mais difícil.

O CLI infiltra-se no tecido mamário de forma insidiosa, espalhando-se em filas únicas de células malignas, respeitando a estrutura anatómica subjacente. Assim, numa fase inicial de desenvolvimento e mesmo em fases avançadas, o CLI pode muitas vezes escapar à deteção pela mamografia, cuja sensibilidade para detetar todos os tipos de carcinoma invasivo da mama, incluindo o CLI, varia entre 63% e 98% [36].

Além disso, está bem documentado que o grau de densidade do tecido fibroglandular está inversamente correlacionado com a sensibilidade mamográfica: quando o tecido mamário é descrito como heterogéneo ou extremamente denso, a sensibilidade da mamografia na deteção de tumores invasivos também se torna baixa, de apenas 30 a 48% [37].

Berg et al examinaram especificamente o desempenho da mamografia em função do tipo de tumor e da densidade da mama. A sensibilidade mamográfica foi de 81% para o CINS em comparação com 34% para o CLI. Quando apenas foram consideradas as doentes com tecido mamário denso, a sensibilidade diminuiu drasticamente para 60% e 11%, respetivamente. [38]

Em geral, os achados mamográficos mais comuns durante a CLI são os seguintes

1.1. Massa da espícula

Na série de Evans et al, uma massa espiculada com um centro denso foi encontrada em 60% dos casos e é classicamente considerada suspeita [39].

Além disso, Hilleren et al [40] observaram que 50% das massas CLI espiculadas tinham uma densidade central inferior ou igual à do parênquima mamário normal em todas as incidências obtidas.

No nosso estudo, uma massa espiculada foi observada em 74,35% dos casos.

1.2. Distorção isolada da arquitetura

Para além das massas espiculadas, uma das manifestações mamográficas mais frequentes na CLI é a distorção arquitetural, que representa cerca de 14 a 25% das imagens detectadas pela mamografia e está menos frequentemente associada a microcalcificações [40].

Deve lembrar-se que qualquer assimetria glandular deve levar à utilização de vistas centrais com ampliação.

A distorção arquitetural é identificada na mamografia quando a arquitetura normal do parênquima mamário é distorcida, mas não é evidente qualquer massa discernível ou discreta.

Na nossa série, foi observada uma gama de distorções arquitectónicas em 7 doentes (23,33%).

1.3. Assimetria focal de densidade

Uma simples assimetria de densidade numa mama densa deve chamar a atenção. O exame clínico pode por vezes revelar uma massa induzida. Nestes casos, as radiografias do centro podem ser negativas e apenas a ecografia mamária pode revelar uma massa tumoral. Na nossa série, não foram identificados casos de densidade assimétrica nas radiografias mamográficas.

1.4. Massa escassamente povoada, sem carácter específico, numa zona de baixa densidade

Dada a escassez de sinais de infiltração específicos da CLI, qualquer localização "glandular" ectópica ou atípica (quadrantes internos, extensão axilar, etc.) deve chamar a atenção e levar o doente a realizar exames imagiológicos complementares. Esta última elimina facilmente qualquer dúvida ao mostrar uma massa suspeita constante sob compressão localizada.

1.5. Multifocalite

Uma das caraterísticas distintivas da CLI é o envolvimento multifocal do parênquima mamário.

A histologia revela múltiplos agregados celulares no estroma conjuntivo peri-lobular.

Numa série de 130 casos de CLI, Tot et al [27] encontraram 49% de envolvimento uni-focal, 12% de envolvimento multifocal e 28% de infiltração difusa, tendo esta última forma um prognóstico muito mau.

Na nossa série, o envolvimento multifocal foi registado em 2 doentes (6,9%).

1.6. Micro-calcificação

As microcalcificações, que são facilmente detectadas na mamografia, são raramente observadas no CLI. São geralmente redondas, punctiformes ou mesmo pulverulentas e polimorfas. A frequência de microcalcificações associadas ao CLI varia de 1 a 25% [41].

A ausência de microcalcificações no CLI é um fator adicional que contribui para a baixa sensibilidade da mamografia na deteção destes tipos de tumores. As microcalcificações podem também refletir um componente ductal associado.

Na nossa série, foram detectadas microcalcificações em 8 casos (26,66%).

1.7. Alterações cutâneas

Foram relatados em certas séries: espessamento da pele, redução progressiva do tamanho do peito. Este aspeto estaria correlacionado com uma grande massa com um mau prognóstico.

Na nossa série, os sinais cutâneos como a retração da pele, o espessamento da pele e a retração do mamilo foram observados, respetivamente, numa doente (3,33%), em quatro doentes (13,33%) e em duas doentes (6,66%).

1.8. Mamografias ocultas

Os resultados são muito variáveis: até 50% dos casos em algumas séries [45]. A mamografia oculta é definida como a ausência de qualquer anomalia individualizável nas 4 imagens básicas de rastreio. Na maioria das vezes, trata-se de mamas densas (densidades BIRADS c e d). Neste caso, a ultrassonografia revela lesões em 80 a 90% dos casos [42].

Para além dos seios densos, a CLI pode provocar uma opacidade com a mesma densidade que o tecido glandular circundante (mesmo num seio de baixa densidade) e sem sinais de infiltração. Neste caso, a ecografia mamária, graças à sua elevada sensibilidade, pode ajudar a corrigir o diagnóstico, mostrando uma massa tumoral ou uma imagem suspeita.

Em suma, a aparência mamográfica do CLI é frequentemente subtil. Apesar da sensibilidade aparentemente baixa da mamografia na deteção de CLI, a forma como estes tumores se manifestam nas películas mamográficas está bem documentada.

1.9. Tomossíntese

A chegada da tomossíntese representa um ponto de viragem tecnológico que envolve um processo inovador de aquisição de imagem (processamento de informação, modificação da dosimetria e do seu cálculo, utilização de algoritmos de reconstrução poderosos) [43].

A tomossíntese permite uma abordagem volumétrica da mama, sendo o seu principal contributo evitar as normais sobreposições fibroglandulares, o que é particularmente notório na visualização de lesões em mulheres com mamas de elevada densidade, e na diferenciação de estruturas sobrepostas.

A adição da tomossíntese à mamografia permite detetar lesões mais pequenas e menos invasivas que não teriam sido diagnosticadas apenas com a mamografia.

Vários estudos demonstraram o valor da tomossíntese na deteção de massas e dos seus contornos, distorções arquitectónicas e densidade assimétrica. De facto, vários autores demonstraram que a tomossíntese melhora o desempenho da mamografia 2D para a deteção e caraterização de CLI [43--46].

As caraterísticas mamográficas do CLI e os limites de cada modalidade são detalhados na tabela abaixo.

Tabela III: Aspectos mamográficos do CLI em diferentes séries

	Micro Calcificações	Massa Spiculee	Assimetria focal de densidade	Distorção isolada	Negativos	Outros Sinais
Evans et al [39]	11%	60%	9%	20%	-	-
Hillern [40]	-	53%	4%	16%	16%	7%
Le Gal [47]	-	50%	19%	18%	-	12%
O nosso estudo	26.66%	74.35%	-	23.33%	-	26.66%

2. Ecografia mamária

A ecografia é um complemento útil e essencial da mamografia. A CLI não tem caraterísticas ecográficas específicas que possam ser utilizadas para a distinguir da ICC. A sensibilidade da ecografia na deteção de CLI varia entre 68% e 98%. A taxa de falsos-negativos pode atingir 12%. A utilização da ecografia como complemento da mamografia aumentou consideravelmente a taxa de deteção da CLI. Butler et al examinaram 81 lesões mamograficamente subtis ou invisíveis e verificaram que 87,7% destas eram facilmente detectáveis por ecografia. Também relataram anomalias ecográficas em 73,3% dos casos na presença de anomalias clínicas e mamografias normais [48].

Foi demonstrado que a ecografia fornece uma medida mais exacta da dimensão da massa tumoral em comparação com a mamografia e o exame clínico. Estes resultados levaram a alterações no tratamento cirúrgico em 18% dos casos na série relatada por Berg e colegas [49]. O ultrassom é superior à mamografia na deteção de multicentricidade e multifocalidade, cuja sensibilidade foi de aproximadamente 21% na série de Selinko [50].

As caraterísticas ultra-sonográficas mais comumente descritas da CLI são uma massa hipoecóica e irregular com um eixo vertical longo. Os contornos irregulares são indistintos, angulares ou microlobulados. O conteúdo é geralmente heterogéneo. A atenuação posterior é inconstante, mas clássica. O halo hiperecogénico parece ser um sinal determinante e é frequentemente encontrado no Skaane [33].

Selinko et al [50] descreveram o aspeto de 62 casos de CLI. O aspeto ultrassonográfico mais comum foi de massa hipoecóica associada a sombra posterior em 36 casos (58%), e sem atenuação posterior em 17 casos (27%). Uma sombra acústica posterior sem massa foi descrita em 07 casos (17%). Uma massa relativamente bem circunscrita foi descrita em apenas um caso (2%) e uma lesão (2%) foi sonograficamente oculta. Estes achados, apesar de não serem específicos da CLI, foram encontrados em nossa população de estudo.

Butler estudou se a ecografia poderia ser útil especificamente em CLI que são ocultos na mamografia: de facto, 73% dos tumores CLI invisíveis na mamografia foram identificados por um exame guiado por ecografia. Além disso, 92% dos tumores "mamograficamente subtis" foram validados por ecografia [51].

Estes estudos reforçam o facto de que, no contexto de um resultado de exame físico suspeito combinado com uma mamografia "normal", a ecografia é um complemento muito valioso para o diagnóstico de CLI.

A ultrassonografia também pode ser utilizada para realizar biópsias ou punções guiadas por eco, aumentando o rendimento do diagnóstico. Desempenha também um papel importante na deteção de gânglios linfáticos axilares com caraterísticas morfológicas suspeitas. Boughey et al [52] mostraram que a ecografia axilar tinha uma sensibilidade de 52%, uma especificidade de 79%, um valor preditivo positivo de 73% e um valor preditivo negativo de 61% na deteção de metástases linfonodais.

Na nossa série, não houve biópsia das adenopatias axilares sonograficamente suspeitas e não houve correlação com os dados histológicos. A ecografia mamária foi combinada com a mamografia em todas as doentes. Mostrou uma imagem hipoecóica não circunscrita em 84,61% associada a imagens de atenuação acústica posterior em 51,72% dos casos.

3. Imagem por ressonância magnética

A baixa sensibilidade da mamografia e da ecografia na deteção radiográfica e na estimativa do tamanho do tumor do CLI, devido ao modo de infiltração insidioso deste tumor, levou ao interesse noutras modalidades radiológicas para melhorar a deteção precoce e a gestão para evitar o fracasso terapêutico.

Devido à sua elevada sensibilidade, estimada em 93% [53,54], que é superior à da mamografia e da ecografia, a RM estabeleceu-se como o exame essencial para avaliar a extensão local do CLI [55]. De facto, vários estudos confirmaram a elevada sensibilidade da RM em comparação com outros exames radiológicos na avaliação da extensão tumoral loco-regional. No entanto, vários estudos preliminares e revisões gerais salientaram a possibilidade de a RM ser falso-negativa na CLI.

Em alguns estudos prospectivos, a sensibilidade da RM pode atingir 95 e 97% [56]. É superior às outras modalidades de diagnóstico que representam, respetivamente: 65 a 98% para o exame clínico, 81 a 98% para a mamografia e 68 a 98% para a ecografia [57].

A CLI manifesta-se na RMN de várias formas:

3.1. Massa

A morfologia mais comum na RM é o realce semelhante a uma massa, com uma incidência de 21% a 95%, sendo mais frequentemente uma massa única, de forma irregular e com contornos espiculados [58].

3.2. Actualizações não-massivas (RNM) e focos

O segundo tipo de imagem é o melhoramento sem massa.

As lesões observadas são ou múltiplos focos ligados por realce linear, o que corresponde histologicamente a um tumor descontínuo com células em fila única, ou realce de aglomerados, que está correlacionado com pequenos aglomerados de células separados por tecido mamário normal.

Este tipo de realce esteve presente em dois doentes do nosso estudo.

Existem também realces regionais, segmentares, ductais e difusos que correspondem na mamografia a imagens de distorção arquitetural ou assimetrias de densidade [59; 60].

3.3. Assimetria e distorção arquitetural na RMN

Na literatura, as distorções na RM são muito mais raras do que na mamografia. Schelfout et al [58] descreveram apenas três casos de distorção identificados pela RM: o primeiro era uma massa palpável sem anormalidade na avaliação convencional, e os outros dois eram uma imagem de distorção na mamografia sem anormalidade clínica ou ultra-sonográfica.

Phillips et al [61] descreveram um caso de assimetria sem contraste.

3.4. Ressonância magnética normal

É raro encontrar uma RMN normal na CLI. De acordo com Schelfout et al [64], apenas um caso de RM normal foi encontrado nos seus estudos, correspondendo a uma distorção mamográfica na imagem padrão e a uma massa circunscrita na ecografia, e isto está provavelmente relacionado com a técnica e o protocolo utilizados.

Em conclusão, a maioria das lesões na RM mostra um realce semelhante a uma massa com caraterísticas típicas de malignidade (formas e contornos irregulares, por vezes espículas).

Nos casos em que a massa não é visível na mamografia, a lesão na RM é mostrada como não realce da massa.

A RM da mama é fortemente recomendada por várias sociedades científicas como parte essencial da avaliação pré-terapêutica do CLI, uma vez que ajuda a estabelecer a certeza diagnóstica, fornece uma melhor estimativa do tamanho das lesões, permite detetar a multifocalidade e explorar a mama contralateral, o que contribui para a escolha correta da estratégia terapêutica.

3.5. Estimativa de tamanho

De acordo com Parvaiz et al, [62] não encontraram uma diferença significativa entre o tamanho patológico e o tamanho detectado na RM (p = 0,999).

Boetes et al, mostraram uma subestimação de mais de 1 cm em 4 casos e uma sobrestimação do tamanho em 13% dos casos [56].

Parvaiz et al. [62], por sua vez, encontraram uma sobrestimação do tamanho em 29% dos casos, mas inferior a 3 mm, o que não é significativo na prática clínica.

3.6. Deteção de lesões adicionais

De acordo com a meta-análise de Mann et al [59], as lesões adicionais que requerem prova histológica só foram detectadas pela RM em 32% dos casos na mama homolateral e em 7% dos casos na mama contralateral.

3.7. Estimativa multifocalite

Mann et al [59] efectuaram uma meta-análise comparando as diferentes modalidades de imagem na deteção de lesões multifocais; 7% das lesões foram sobrestimadas pela RM em comparação com 3% que foram subestimadas. No mesmo estudo, a mamografia sobrestimou a multifocalidade em 3% dos casos, subestimou-a em 40% e não identificou qualquer lesão em 6%.

3.8. Limitações da RMN

A vantagem da RM é a possibilidade de detetar lesões adicionais homolaterais e contralaterais não detectáveis pela ecografia, o que permite escolher a modalidade terapêutica mais adequada.

No entanto, a RM tem as suas limitações: como todos os exames radiológicos, carece de especificidade, pelo que a biópsia continua a ser indispensável para qualquer lesão adicional detectada pela RM.

4. Biopsia da mama

As biopsias percutâneas são essenciais para identificar o tipo histológico do tumor.

Estas técnicas têm uma taxa de falsos-negativos muito baixa e, nomeadamente no caso de locais de microcalcificações, permitem evitar intervenções inúteis e propor desde o início a "escolha terapêutica correta" [63].

5. Estudo anatomopatológico do carcinoma lobular invasivo

O exame anatomopatológico das peças cirúrgicas permite fazer um diagnóstico definitivo do tipo histológico do cancro da mama e estabelecer a classificação TNM final, a fim de orientar o tratamento terapêutico e prever o prognóstico da doença.

5.1. Carcinoma lobular invasivo

5.1.1. Macroscopia

Apresenta-se normalmente como uma lesão esbranquiçada ou bege, com limites pouco definidos e uma consistência firme. Ocasionalmente, apresenta-se como uma gordura induzida, com traços fibrosos separados por lóbulos gordos de consistência firme [64].

5.1.2. Microscopia

A forma clássica de CLI é normalmente distinguida das suas 7 variantes: trabecular, tubular, sólida, alveolar, em anel, histiocitóide e pleomórfica.

Todos têm em comum um aspeto citológico correspondente a células redondas isoladas ou células dispostas em fila única, mais raramente em manchas. As células são monomórficas com núcleos redondos. O citoplasma é acidófilo e não muito abundante e é frequentemente oco com um vacúolo secretor que ejecta o núcleo para a periferia [65].

5.2. Carcinoma lobular invasivo clássico

Na sua forma clássica, a CLI caracteriza-se por células infiltrantes pequenas, redondas e uniformes, isoladas ou dispostas em filas. O estroma é abundante e densamente fibroso, com elastose pericondrial e perivenosa. Por vezes, está presente um infiltrado linfocítico, que pode ocultar o componente neoplásico.

5.3. Variantes do carcinoma lobular invasivo

5.3.1. Variantes arquitectónicas do CLI

Tipo maciço (sólido): consiste em manchas celulares maciças com um aspeto pseudolinfomatoso.

Tipo alveolar: sob a forma de pequenas ilhas redondas que lembram a CLIS.

Tipo trabecular: as veias são mais espessas do que na forma clássica, com duas ou três camadas de células. Esta variante é raramente isolada.

Tipo tubulolobular de Fisher: constituído por microtubos com um lúmen estreito. [65]

5.3.2. Variantes de células CLI

Células histiocitóides: são células tumorais com citoplasma granular e espumoso abundante. Podem simular um tumor de células granulares. Consideradas como uma variante do CLI com diferenciação apócrina.

Células em anel de gatinho: uma variedade de carcinoma lobular com um número significativo de células que acumulam mucina intracitoplasmática. Deve ser distinguido do carcinoma coloidal, embora os dois tipos coexistam por vezes.

CLI pleomórfico: Uma forma agressiva em mulheres na menopausa. Observa-se a arquitetura habitual do carcinoma lobular. No entanto, as atipias citonucleares são muito mais acentuadas, com núcleos de tamanho irregular e altamente nucleados, citoplasma reduzido e atividade mitótica aumentada. A E-caderina é frequentemente negativa. [66]

6. Avaliação da extensão

A originalidade da CLI reside no seu modo de disseminação metastático.

De acordo com Chann et al: A CLI pode disseminar-se para locais invulgares: peritoma, retroperitoma e vísceras ocas. Em geral, a CLI caracteriza-se por uma infiltração difusa destes órgãos, semelhante à dos linfomas. Estas localizações específicas são observadas tardiamente no decurso da doença e podem não ser reconhecidas clinicamente [67].

6.1. Exame clínico

O exame clínico é crucial para avaliar a extensão da doença, tanto a nível local como global.

O objetivo do exame loco-regional é procurar :

Fixação do tumor no plano profundo (peitoral).

Fixação ao plano superficial (cutâneo).

Uma lesão da mama contralateral.

ADPs axilares e suas caraterísticas.

A presença de sinais inflamatórios.

6.2. . Imagiologia

De acordo com as recomendações, a avaliação da CLI deve incluir [68]:

Uma radiografia ao tórax.

Ecografia hepática.

Uma cintilografia óssea (para tumores com mais de 1 cm).

Pode ser efectuada uma TAC cerebral ou de corpo inteiro, dependendo dos sinais apresentados.

O objetivo desta avaliação é detetar eventuais metástases susceptíveis de modificar a abordagem terapêutica.

6.3. Marcadores tumorais

A sensibilidade do CA 15.3 varia consoante o local da metástase.

É mais importante para as localizações hepáticas e derrames pleurais e, secundariamente, para as metástases ósseas e pulmonares. A sensibilidade do CA 15.3 é fraca para as metástases cerebrais [69].

As formas metastáticas de êmbolos são geralmente raras na CLI. De acordo com Fondriner et al [70], formas metastáticas de êmbolos foram encontradas em 0,5% dos casos.

Na nossa série, apenas um doente foi consultado na fase metastática (localização hepática), o que representou 3,33%.

7. Tratamento

As opções terapêuticas para o CLI da mama variam de acordo com o tamanho, o estádio, a presença ou ausência de metástases e os factores histoprognósticos do tumor.

O tratamento do cancro da mama baseia-se em dois componentes:

Tratamento loco-regional: Ressecção do tumor primário e dos gânglios linfáticos de drenagem.

Tratamento geral: para tratar qualquer disseminação subclínica à distância.

7.1 Métodos terapêuticos

7.1.1.Cirurgia

A cirurgia consiste na remoção do tumor (tratamento conservador) ou na remoção de toda a mama (tratamento radical), seguida de uma dissecção dos gânglios linfáticos axilares.

7.1.1.1.   Cirurgia de tumores

a. Cirurgia conservadora

Nos últimos 40 anos, a gestão cirúrgica do cancro da mama sofreu enormes alterações e a conservação da mama tornou-se a estratégia mais amplamente adoptada para a maioria dos doentes, uma vez que os ensaios prospectivos aleatórios demonstraram taxas de sobrevivência equivalentes às do CIN [71].

O exame deve ser amplo, abrangendo toda a espessura glandular, até ao plano do músculo peitoral maior, com cortes limpos e rectos.

Em geral, a ressecção cutânea do tumor não é necessária, exceto se houver suspeita de invasão.

A margem da exérese é um fator que determina o risco de recorrência local.

Na prática, deve ser ainda mais importante quando o doente é jovem, o tumor é agressivo (grau, índice mitótico, êmbolos) e existem lesões associadas como o CIS [72].

Durante este tempo, vários estudos concluíram que muitas vezes é necessário modificar a indicação terapêutica inicial na CLI.

De acordo com a série de Yeatman et al [73], a indicação para tratamento conservador deve ser alterada para mastectomia duas vezes mais frequentemente do que para cancros ductais invasivos, devido aos dados anatomopatológicos e à subestimação do tamanho inicial do tumor.

Num estudo retrospetivo de 131 doentes, Hussien et al [74] compararam a taxa de recorrência local após tratamento conservador versus mastectomia: após 8 anos, observaram que a recorrência local no caso de tratamento conservador era muito mais frequente do que no caso de mastectomia: 42% versus 5%.

b. Cirurgia radical

O procedimento de Patey envolve a remoção de toda a glândula (incluindo a placa do mamilo) seguida de dissecção dos gânglios linfáticos.

O imperativo primordial da mastectomia é a exérese completa da glândula. O descolamento cutâneo-glandular deve ser suficientemente superficial para remover qualquer foco glandular, mas deve imperativamente respeitar a rede vascular subdérmica para evitar a necrose da pele.

7.1.1.2.   Remoção de gânglios linfáticos

a. Dissecção axilar

É um elemento importante do controlo loco-regional e é utilizado para o estadiamento do cancro da mama. Tem valor prognóstico e terapêutico.

A dissecção axilar em monobloco é a técnica padrão, mas no caso de tratamento conservador, é frequentemente separada da incisão inicial.

Uma cura bem sucedida é aquela que inclui 10 ou mais gânglios linfáticos, caso contrário, é considerada necessária uma nova cirurgia.

O curativo axilar deve ser limitado pelo bordo inferior da veia axilar na parte superior, pelo músculo grande dorsal para o exterior e em profundidade e pelo músculo grande dorsal para o interior, respeitando o pedículo do grande dorsal (escápula inferior) e o nervo do grande dorsal.

A curagem axilar pode complicar-se numa fase posterior, resultando em linfemia, dor ou rigidez do ombro. [75]

b. O gânglio linfático sentinela axilar

Esta técnica é utilizada para substituir a cura apenas para cancros pequenos.

Trata-se de procurar o primeiro linfonodo de ligação (1 a 2 linfonodos), injectando um produto linfofílico peri-areolar, que irá drenar até ao primeiro linfonodo, permitindo a sua localização.

Se o gânglio linfático sentinela estiver invadido, é efectuada uma dissecção linfonodal convencional; caso contrário, a dissecção 9a e as suas sequelas podem ser evitadas, e a morbilidade e o tempo de internamento podem ser reduzidos.

7.1.1.3.   Reconstrução mamária

Pode ser efectuada de duas formas: reconstrução mamária imediata (IBR) ou reconstrução mamária secundária (SBR).

A RMI é efectuada ao mesmo tempo que a mastectomia.

No entanto, a RMS é efectuada 6 a 12 meses após o fim dos tratamentos complementares (radioterapia ou quimioterapia) e, em particular, da radioterapia parietal [76].

Existem atualmente 6 técnicas cirúrgicas válidas para a reconstrução mamária:

* prótese mamária isolada.
* prótese mamária após expansão da pele.
* retalho do músculo dorsal maior com prótese.
* retalho "autólogo" do músculo dorsal maior sem prótese.
* retalho do músculo reto abdominal (TRAM)
* retalho de gordura abdominal com microanastomose (DIEP).

Estas técnicas diferem entre si em termos da complexidade da operação, dos riscos de complicações e de insucesso (que são maiores no caso dos fumadores) e da qualidade do resultado estético.

7.1.2. Quimioterapia
7.1.2.1.　　Quimioterapia adjuvante

O objetivo da quimioterapia adjuvante é erradicar as micrometástases em doentes selecionados em risco, a fim de evitar recaídas e melhorar o prognóstico.

Alguns autores indicam que as doentes com CLI não são candidatas preferenciais à quimioterapia, principalmente devido à sua idade avançada, maior positividade dos receptores de estrogénios e menor envolvimento dos gânglios linfáticos em comparação com a NIC [77,78].

Na nossa série, a quimioterapia adjuvante foi efectuada em 76,66% dos doentes.

a. Duração do tratamento

Atualmente, a Sociedade Europeia de Oncologia Médica (ESMO) recomenda pelo menos 4 ciclos, ou seja, uma duração da quimioterapia adjuvante de 18 a 24 semanas [79].

7.1.2.2.　　Quimioterapia neoadjuvante

A quimioterapia neoadjuvante consiste na administração de um tratamento citotóxico à base de antraciclinas e taxanos antes da cirurgia.

Vários estudos demonstraram que o CLI não é sensível à quimioterapia neoadjuvante.

De acordo com Jamie Wagner [80], os doentes com CLI submetidos a cirurgia conservadora após quimioterapia neoadjuvante tendem a ter margens insalubres que exigem uma segunda operação.

Na nossa série, a quimioterapia neoadjuvante foi utilizada em 13,33% dos casos.

7.1.3. Radioterapia

A radioterapia pode ser administrada como tratamento curativo, em complemento da cirurgia radical ou conservadora, ou como tratamento paliativo em vários locais metastáticos.

7.1.3.1.　　Radioterapia pós-operatória

Reduz significativamente o risco de recidiva local aos 5 anos: de acordo com o estudo de Diepenmaat et al [81], a recidiva foi de apenas 2,1% para as doentes que receberam radioterapia após a mastectomia, apesar do seu estádio avançado, em comparação com 8,5% para as doentes que não receberam radioterapia.

Este estudo confirma que o tratamento com mastectomia e radioterapia é uma combinação altamente eficaz para reduzir o risco de recorrência local no CLI.

Estes resultados confirmam a natureza radiossensível do CLI e podem levar à conclusão de que qualquer doente com CLI deve beneficiar de radioterapia pós-operatória, independentemente do estádio do tumor.

No caso de metástases à distância, a utilização de tratamento loco-regional por cirurgia, radioterapia ou uma combinação dos dois, para evitar complicações de metástases e prevenir a disseminação secundária, ainda está a ser discutida.

No entanto, esta opção pode ser particularmente interessante no caso do CLI, uma vez que a sobrevivência global após o diagnóstico de metástases é significativamente mais longa do que com o CINS.

Na nossa série, 93,33% dos doentes receberam radioterapia após a cirurgia.

7.1.4. Hormonoterapia

Este é um passo importante no tratamento, uma vez que o CLI é um tumor sensível às hormonas.

7.1.4.1.　　Objetivo

Os objectivos são três:

Atuar sobre as micro-metástases para melhorar a sobrevivência global.

Melhorar o controlo loco-regional, facilitando a cirurgia e/ou a radioterapia.

Prevenir o cancro da mama.

7.1.4.2.　　Métodos de administração

A terapia hormonal está indicada para tumores sensíveis às hormonas (HR+: para receptores de estrogénio, ER+ e/ou receptores de progesterona, PR+).

Na literatura, mais de 90% dos CLI são positivos para os receptores hormonais, enquanto apenas 5-14% dos CLI são clinicamente positivos para HER-2 [82].

Pestalozzi et al [32] analisaram os resultados de 15 grupos de estudos internacionais sobre o cancro da mama, incluindo 667 CLI e 8607 CCI, e verificaram que apenas metade das doentes de cada grupo recebeu terapêutica hormonal, apesar de a maioria dos CLI serem receptores hormonais positivos (76,4% vs. 59,5% de CLI e CCI, respetivamente).

O risco de recorrência foi significativamente menor em doentes com CLI, mas após 6 anos de tratamento, o risco de recorrência aumenta consideravelmente, atingindo 54% em comparação com outros tipos histológicos de cancro da mama.

Rakha et al [83] encontraram resultados semelhantes aos apresentados por Pestalozzi et al. Os doentes com CLI tiveram menos recorrências do que os doentes com CINS nos 10 anos seguintes ao início da terapêutica hormonal, mas a evolução não foi suficientemente favorável após 10 anos.

Com base nos dados destes estudos, podemos constatar que o prognóstico da CLI nem sempre é melhor do que o da CINS a longo prazo, mesmo após a terapia hormonal.

Na nossa série, 93,33% tinham recebido terapia hormonal.

7.1.5. Terapia dirigida

Os avanços na biologia molecular e na oncogénese estão a contribuir para o desenvolvimento de terapias específicas para o cancro.

Esta técnica utiliza anticorpos antigénios localizados na superfície das células cancerosas e moléculas capazes de bloquear as reacções enzimáticas essenciais à divisão da célula cancerosa.

Vários estudos têm-se centrado na contribuição destas terapêuticas para o tratamento adjuvante e neoadjuvante da CLI.

Os estudos de terapia direcionada na CLI têm-se centrado no FGFR1 como um dos principais alvos terapêuticos.

O estudo REIS-FILHO [84] identificou uma amplificação do FGFR1 durante a CLI, sugerindo o estudo de novas moléculas ou anticorpos dirigidos contra o FGFR1.

Na nossa série, 13,33% beneficiaram da terapia dirigida.

8. Factores de prognóstico

8.1. Factores clínicos

8.1.1. Idade

A idade é um dos factores de previsão do cancro da mama.

O CLI afecta principalmente mulheres idosas, com um mau prognóstico e uma baixa esperança de vida mesmo em mulheres jovens com 35 anos, uma vez que o tumor é mais agressivo nesta idade e invade muito rapidamente.

A CLI é mais frequentemente classificada como de alto grau no momento do diagnóstico.

8.1.2. Fase evolutiva

As CLI são geralmente grandes aquando do diagnóstico e desenvolvem-se frequentemente de forma quiescente.

Cerca de 18% dos tumores lobulares invasivos são classificados como estádio II (T2N0) aquando do diagnóstico, em comparação com 13% dos tumores ductais, o que leva a concluir que os carcinomas lobulares são menos agressivos [85].

O tamanho é o principal fator na transição do estádio I para o II, e não devido a metástases linfáticas, dada a baixa disseminação linfática no CLI.

MORENO-ELOLA et al [86] verificaram que os CINS tinham um potencial mais elevado de metástases nos gânglios linfáticos axilares do que os CLI (37% versus 32%, respetivamente), apesar de o tamanho do tumor ser maior nos CLI, demonstrando que não existe correlação entre o tamanho do tumor (T) e a invasão dos gânglios linfáticos (N).

Em conclusão, no CLI, a invasão dos gânglios linfáticos axilares deve ser considerada como um fator de prognóstico em vez do tamanho do tumor.

8.2. Factores histológicos

8.2.1. Subtipo histológico

Os subtipos histológicos são um fator preditivo no prognóstico da CLI.

Orvieto E et al [87] estudaram o prognóstico dos diferentes subtipos histológicos numa série de 530 doentes com CLI.

Verificaram que as variantes histológicas do CLI tinham um pior prognóstico e um maior número de metástases à distância, em comparação com a forma clássica.

Em conclusão, a subtipagem histopatológica da CLI é essencial como elemento de prognóstico e condicionará, por conseguinte, a conduta terapêutica.

8.2.2. Grau histopronóstico

A classificação histopronóstica depende essencialmente da morfologia das células tumorais e do número de mitoses.

Qualquer que seja o sistema de classificação utilizado, todos os estudos concluem que quanto maior for o grau, pior é o prognóstico [88].

O grau histopronóstico é, por conseguinte, um importante fator de prognóstico no cancro da mama e tem um impacto significativo na sobrevivência global e no tratamento.

O grau elevado de SBR III na classificação de Scarf-Bloom e Richardson (SBR) representa um fator de mau prognóstico e está associado a um risco elevado de disseminação metastática, particularmente para o fígado e os pulmões.

A maioria dos CLIs é classificada como grau 2, devido ao pleomorfismo nuclear moderado e à baixa atividade mitótica.

Na nossa série, a taxa de tumores de grau SBR II é de 73,33%, seguida de SBR I 23,33%.

8.2.3. Envolvimento histológico dos gânglios linfáticos

Numerosos estudos concluíram que os doentes com nódulos negativos têm um melhor prognóstico do que os doentes com metástases loco-regionais.

Mac Grogan et al [89] referiram que as caraterísticas das células do CLI (aspeto uniforme das células, ausência de atipia celular e baixa taxa mitótica) dificultam a deteção de células tumorais nos gânglios linfáticos, levando a uma subestimação da disseminação linfonodal neste tipo de cancro, o que justifica a utilização mais frequente da imunohistoquímica em caso de dúvida.

Fortunato et al [14] verificaram que a taxa de envolvimento linfonodal na CLI foi de 33%.

Na nossa série, a taxa de invasão axilar foi de 72,4%.

8.2.4. Embolia vascular

Os êmbolos vasculares representam um fator de mau prognóstico. Muitos acreditam que a presença de êmbolos vasculares é menos frequente na CLI, o que pode ser um bom fator de prognóstico para este tipo de cancro.

No nosso estudo, não se registaram casos de embolia vascular.

8.2.5. Imunohistoquímica

Os estudos imunohistoquímicos podem ser utilizados para identificar tumores com tendência agressiva, permitindo a adoção da estratégia terapêutica mais adequada.

8.2.5.1. Receptores hormonais (quadro IV)

São receptores intracelulares que se ligam ao estrogénio e à progesterona e cuja presença confere ao tumor um carácter sensível às hormonas.

A grande maioria dos CLI exprime receptores de estrogénio e progesterona, tornando-os sensíveis ao tratamento hormonal e melhorando o seu prognóstico [90].

A tabela abaixo compara os níveis de receptores hormonais encontrados na nossa série com os encontrados na literatura.

Tabela IV: Níveis de receptores hormonais em pacientes com ICM.

Autores	Número de pacientes	BR Positivo(%)	RP positiva (%)
Korhonen et al [34]	295	92%	72%
Coradini et al [91]	67	96%	76%
O nosso estudo	30	93.33%	86.6%

8.2.5.2. O oncogene C-erbB-2 (ou HER-2)

Um proto-oncogene localizado no braço longo do cromossoma 17q21, é frequentemente sobre-expresso em 30% dos cancros da mama e tem demonstrado ser um fator de mau prognóstico.

Está envolvido na cancerogénese da mama através da amplificação e/ou sobreexpressão do seu produto, a proteína HER-2, que é utilizada como ferramenta de monitorização dos cancros da mama metastáticos que expressam HER-2 [92].

Sobreexpressão da proteína HER-2 para identificar os doentes que beneficiarão da terapêutica dirigida pelo Trastuzumab (Herceptin®).

No nosso estudo, a sobreexpressão da proteína HER2 foi registada em 4 casos.

8.2.5.3. KI 67

O antigénio KI-67 é um dos marcadores de proliferação.

O valor médio positivo para as células Ki67 nos tumores da mama é de 15%.

Foi também registada uma forte correlação entre a expressão de Ki67 e a sobrevivência.

No caso dos carcinomas lobulares infiltrantes, o índice de proliferação é geralmente baixo, o que está associado a um melhor prognóstico. [93]

Na nossa série, apenas 3 doentes apresentaram valores positivos de KI67.

9. Prognóstico

9.1. Sobrevivência

Uma vez corretamente tratada, a CLI evolui normalmente de forma favorável.

MORENO-ELOLA et al [86] realizaram um estudo descritivo multidisciplinar, retrospetivo e prospetivo, em vários centros, numa população de 404 doentes com carcinoma invasivo da mama do tipo lobular puro ou misto. Neste estudo, a sobrevivência global foi de 89,4% ao 1 ano, 86,1% aos 2 anos, 81,8% aos 4 anos, 77,2% aos 6 anos e finalmente 65,5% aos 8 anos. A sobrevivência global aos 10 anos foi de 65% e de 50% aos 17 anos.

No nosso estudo, a sobrevivência global aos 5 anos foi estimada em 77,3%.

9.2. Metástases

O CLI metastiza por via hematogénica ou linfática. O seu modo de disseminação metastática é diferente do do CINS.

O CLI metastiza frequentemente para o peritoneu, retroperitoneu, osso, meninges, estômago, trato digestivo, medula óssea e órgãos ginecológicos, com menos metástases pleuropulmonares [94].

Fondriner et al [70] compararam a revolução metastática de carcinomas ductais e lobulares da mama de duas séries emparelhadas (376 doentes) e concluíram que as metástases hepáticas, pulmonares e cerebrais eram mais frequentes no NICC, enquanto as metástases digestivas, peritoneais e ginecológicas eram muito mais caraterísticas do CLI. Não se registou qualquer diferença na sobrevivência global ou livre de eventos entre as duas populações. Estes resultados confirmam, portanto, as diferenças na evolução metastática e levantam a questão da inadequação dos testes de extensão atualmente propostos para o CLI.

O conhecimento da disseminação metastática do CLI é essencial para a interpretação das imagens durante o trabalho de extensão, de modo a detetar uma localização metastática da doença.

Na nossa série, apenas um doente tinha uma localização hepática secundária na altura do diagnóstico.

10. Controlo

O objetivo da monitorização é detetar o mais cedo possível qualquer recidiva local ou à distância do tumor, bem como detetar e tratar quaisquer efeitos secundários do tratamento.

10.1. Vigilância local e regional

A forma mais útil de rastreio, baseia-se essencialmente no exame clínico e na mamografia.

É efectuado um exame clínico de 3 em 3 meses durante o primeiro ano e, posteriormente, de 6 em 6 meses durante 5 anos, e depois uma vez por ano durante toda a vida. Este exame abrange os dois seios, a parede torácica e os gânglios linfáticos satélites.

A prática do auto-exame, que exige uma educação prévia do paciente.

A 1ª mamografia deve ser efectuada 6 meses após o fim do tratamento, e depois repetida todos os anos. Deve envolver também a mama contralateral, dada a frequência de cancros contralaterais na CLI.

10.2. Vigilância geral

O objetivo é procurar eventuais metástases à distância; mais de metade das metástases são descobertas através do exame clínico e do interrogatório, devendo ser realizada anualmente uma radiografia do tórax e um ensaio de marcadores tumorais. É também indispensável um exame ginecológico anual, sobretudo nas mulheres que tomam tamoxifeno, e uma ecografia pélvica sempre que haja sintomas clínicos.

Outros exames paraclínicos a efetuar em caso de sinais de alerta são

- uma cintilografia óssea.
- ultrassom hepático, avaliação hepática
- uma tomografia computorizada cerebral.

Os marcadores tumorais podem ser utilizados para detetar metástases subclínicas, mas não têm um impacto claro na sobrevivência global.

11. Resumo e limitações do estudo

O CLI é uma variedade particular e rara de cancro da mama cuja incidência tem aumentado acentuadamente nos últimos anos. As suas caraterísticas clínicas e radiológicas são variadas e em grande parte coerentes com a literatura. No entanto, este trabalho não teria sentido se não permitisse a elaboração de algumas propostas que contribuam para a melhoria da prática atual, apontando soluções para os problemas colocados na secção de resultados e discussão. Estas recomendações têm como objetivo melhorar a gestão da CLI em termos de avaliação e de perspectivas de tratamento.

Tendo em conta as formas de disseminação do CLI, parece-nos útil adaptar o trabalho de extensão tendo em conta a disseminação metastática do CLI, que difere da NIC, com um envolvimento mais frequente do aparelho digestivo, do estômago, dos ovários e das meninges, o que pode constituir um problema em termos de monitorização, De notar que apenas uma doente da nossa série beneficiou de exploração por TAC toraco-abdominopélvica, nenhuma das doentes foi explorada por ecografia pélvica endovaginal para pesquisa de metástases ováricas e a RM mamária foi realizada em apenas 3 doentes.

Salientámos também a importância da RM, que tem vindo a desempenhar um papel cada vez mais importante na gestão da CLI, devido à sua superioridade comprovada em relação à mamografia e à ecografia na deteção de multifocalidades e multicentricidades, permitindo uma avaliação mais precisa da extensão da doença e uma escolha terapêutica mais adequada.

De facto, o progresso de novas tecnologias terapêuticas anticancerígenas, como a terapia-alvo, que visa os cancerígenos envolvidos na génese do CLI, oferece a perspetiva de uma nova estratégia no tratamento deste tipo histológico; e a radioterapia intra-operatória representa uma verdadeira revolução tecnológica e é uma opção reconhecida no tratamento dos cancros da mama com baixo risco de recidiva. A literatura demonstrou que, aos 5 anos de pós-operatório, permite obter uma taxa de recidiva local baixa, mesmo semelhante à da radioterapia externa convencional, sem aumentar a toxicidade cutânea, e permite melhorar a qualidade de vida das pacientes.

5 CONCLUSÃO

O carcinoma lobular invasivo (CLI) da mama é uma entidade histológica rara, representando entre 5 e 15% de todos os cancros da mama. É o segundo tipo histológico mais comum, a seguir ao carcinoma infiltrante inespecífico (NISC), e a sua incidência tem aumentado acentuadamente nos últimos anos.

Os objectivos do nosso trabalho foram descrever as caraterísticas anatómicas e clínicas do CLI, bem como as modalidades de tratamento, esclarecer o papel da imagiologia mamária no diagnóstico positivo e identificar os principais factores de prognóstico do CLI da mama.

Realizámos um estudo descritivo retrospetivo de 30 observações de CLI da mama recolhidas no Serviço de Ginecologia Obstétrica do Centro de Maternidade e Neonatologia de Monastir durante um período de 10 anos, de 1 de janeiro de 2008 a 31 de dezembro de 2017.

A incidência de ICM em nosso estudo foi de 4%, aumentando de 2% em 2008 para 7% em 2017. A idade média de início da ICM foi de 53,43 anos. Os contraceptivos orais foram usados em 33,33% dos casos e 53,33% das pacientes estavam na menopausa.

Um nódulo mamário foi o sinal de alerta mais frequente e foi observado em 25 casos (83,33%) com um tamanho médio de 3,31 cm.

A mamografia mostrou uma massa bifocal em 5 doentes (17,24%), uma massa unifocal em 21 doentes (72,41%) e uma massa bilateral em 3 doentes (10,35%), 2 das quais com lesões multifocais. A massa apresentava contornos espiculados em 29 casos (74,35%) e foi observada uma área de desorganização arquitetónica em 7 doentes (23,33%). Foram observadas microcalcificações em 8 doentes (26,66%).

A ecografia mostrou uma imagem hipoecogénica não circunscrita em 84,61% dos casos, associada a imagens de atenuação acústica posterior em 51,72% dos casos. A avaliação radiológica classificou as lesões como ACR5 em 63,33% e ACR 4 em 36,66%.

A RM é superior a outros exames radiológicos na avaliação da extensão loco-regional do tumor. Permite uma melhor estimativa do tamanho da lesão, o rastreio de doença multifocal e a exploração da mama contralateral, e ajuda a orientar a escolha do tratamento. Na nossa série, a RMN foi indicada em 3 doentes e mostrou realce não maciço em dois casos.

A maioria dos tumores foi classificada como T2 em 44,44% dos casos, T1 em 38,88%, T4 em 11,11% e T3 em 5,57%. N0 em 63,33% dos casos e N1 em 36,66%. M1 em 3,33% e M0 em 96,66%.

O estudo anatomopatológico da peça cirúrgica revelou CLI unifocal em 54,84%, CLI bifocal em 19,36% e CLI multifocal em 25,8% dos casos. O envolvimento dos gânglios linfáticos foi confirmado em 72,41% dos casos. A maioria dos tumores foi classificada como SBR2 (74,2% dos casos), SBRI em 22,58% dos casos e SBRIII em apenas um caso (3,22%). Os receptores hormonais estrogénicos e progestogénicos foram positivos em 93,55% e 87,1% dos casos, respetivamente. A sobreexpressão do gene HER2 foi identificada em 4 tumores (12,9%). O KI67 foi superior a 20% em 3 doentes.

A cirurgia radical do tipo Patey foi efectuada inicialmente em 61,33% dos casos, enquanto 19,35% dos tumores foram submetidos a tratamento conservador e 19,35% foram submetidos a mastectomia de resgate. A quimioterapia neoadjuvante foi administrada em 4 doentes (13,33%) e a quimioterapia adjuvante em 23 casos (76,66%). Vinte e oito doentes (93,33%) receberam radioterapia adjuvante e terapia hormonal.

Na nossa série, a taxa de sobrevivência global a 5 anos foi estimada em 77,3%.

A CLI representa um problema de diagnóstico definitivo e a sua incidência está a aumentar acentuadamente, o que pode ser explicado pelo aumento da prescrição de terapia de substituição hormonal e de contraceção oral. Na maioria das séries, os doentes com CLI são mais velhos do que os doentes com CINS.

O nódulo é o sinal de alerta mais frequente, como demonstrado em várias séries.

A CLI caracteriza-se por lesões multifocais e bilaterais, que são mais comuns do que a CINS.

Na mamografia, o CLI é mais frequentemente visto como uma massa espiculada ou uma mancha de distorção arquitetural, enquanto as microcalcificações não são comuns.

As imagens ecográficas mais frequentemente descritas na literatura na CLI são sobretudo uma massa hipoecogénica irregular com grandes eixos verticais. A atenuação posterior é inconstante mas clássica.

Apesar do seu custo e disponibilidade limitada, a RM está a desempenhar um papel cada vez mais importante na gestão da CLI, devido à sua superioridade comprovada em relação à mamografia e à ecografia em termos de deteção de multifocalidades e multicentricidades, e fornecendo uma avaliação mais precisa da extensão da doença, permitindo a escolha terapêutica.

A nível terapêutico, existem poucas particularidades em comparação com o CPNPC. No entanto, a quimioterapia neoadjuvante é provavelmente menos recomendada se o tumor for operável, e a terapia hormonal parece ser um tratamento essencial no arsenal terapêutico.

O CLI caracteriza-se por uma disseminação metastática diferente da do CINS, com um envolvimento mais frequente do trato digestivo, do estômago, dos ovários e das meninges, o que pode constituir um problema para a sua vigilância e implicar a necessidade de adaptar a sua extensão.

O CLI parece ter um bom prognóstico, uma vez que é frequentemente de baixo grau histopronóstico e o seu curso é frequentemente insidioso, sendo os receptores hormonais positivos na maioria dos casos. No entanto, o seu prognóstico não parece ser diferente do da NIC a longo prazo.

Em conclusão, o CLI representa uma variedade particular de carcinoma da mama, e este estudo tentou dissecar as suas várias caraterísticas epidemiológicas, clínicas, radiológicas e terapêuticas, que foram largamente consistentes com a literatura.

Além disso, os avanços nas novas tecnologias terapêuticas anticancerígenas, como as terapias-alvo dirigidas aos agentes cancerígenos envolvidos na génese da CLI, oferecem a perspetiva de uma nova estratégia para gerir este tipo histológico e melhorar o seu prognóstico.

6 REFERÊNCIAS

[1] Lee JH, Park S, Park HS, Park BW. Caraterísticas clinicopatológicas do carcinoma lobular infiltrante em comparação com o carcinoma ductal infiltrante: um estudo de caso-controlo. World J Surg Oncol. 2010; 8:34.

[2] Orvieto E, Maiorano E, Bottiglieri L, Maisonneuve P, Rotmensz N, Galimberti V, et al. Caraterísticas clinocopatológicas do carcinoma lobular invasivo da mama: resultados de uma análise de 530 casos de uma única instituição. Cancer.2008; 113:151:1-20.

[3] Li CI, Anderson BO, Daling JR, Moe RE.Trends in incidence rates of invasive lobular and ductal breast carcinoma. JAMA.2003; 289(11):1421-4.

[4] Ravdin, Peter M. Hormone Replacement Therapy and the Increase in the Incidence of Invasive Lobular Cancer (Terapia de substituição hormonal e o aumento da incidência de cancro lobular invasivo). Breast disease. 2008; 30:3-8

[5] Li CI, Malone KE, Porter PL, Weiss NS, Tang M-TC, Daling JR. Reproductive and anthropometric factors in relation to the risk of lobular and ductal breast carcinoma among women 65-79 years of age. Int J Cancer .2003; 107:647-51.

[6] Chikman B, Lavy R, Davidson T, Wassermann I, Sandban Kj, Siegelmann-Daniani N et al. Factores que afectam o aumento da incidência do carcinoma lobular infiltrante da mama. Isr Med Assoc J. 2010; 12(11): 697-700.

[7] . Verkooijen HM1, Fioretta G, Vlastos G, Morabia A, Schubert H, Sappino AP, et al.Importante aumento da incidência de cancro da mama invasivo-obular em Genebra, Suíça.Int J Cancer .2003;107: 778-81

[8] Lopez JK, Bassett LW. Invasive lobular carcinoma of the breast: spectrum of mammographic, US, and MR imaging findings. Radiographics. 2009; 29:165-76.

[9] Wasif N, Maggard MA, Ko CY, Giuliano AE. Cancro da mama lobular invasivo vs cancro da mama ductal: uma comparação de resultados por estádio. Ann surg oncol.2010; 17:7:1862-19.

[10] Jung, So-Youn, Jeong, Junsoo, Shin, Seung-Ho, ET al.The invasive lobular carcinoma as a prototype luminal a breast cancer: A retrospective cohortstudy. BMC cancer. 2010; 10: 1:664.

[11] Sastre-Garau X, Jouve M, Asselain B. Carcinoma lobular infiltrante da mama: análise clinicopatológica de 975 casos com referência a dados sobre terapia conservadora e padrões metastáticos.Cancer. 1996; 77:113-20.

[12] Khlifi A, Ziadi S, Trimeche M, Hidar S, Mokni M, Abbassi B et al. Estudo clinicopatológico de carcinomas lobulares da mama no centro da Tunísia: 74 casos. J afr cancer. 2011.3: 3:155-62.

[13] Li CI, Uribe DJ, Daling JR. Caraterísticas clínicas de diferentes tipos

histológicos de cancro da mama. Br J Cancer. 2005; 93(9):1046-52.

[14] Fortunato, Lucio, Mascaro, Alessandra, Poccia, Igor et al. Câncer de mama lobular: mesma sobrevida e controle local comparado ao câncer ductal, mas ambos devem ser tratados da mesma forma? Análise de um banco de dados institucional em um período de 10 anos.Ann surg oncol. 2012; 19: 4:1107-14.

[15] Collaborative Group on Hormonal Factors in Breast Cancer.Menarche, menopause, and breast cancer risk: individual participant meta-analysis, including 118,964 women with breast cancer from 117 epidemiological studies. Lancet Oncol.2012;13:1141-51.

[16] Newcomb PA, Trentham-Dietz A, Hampton JM, Egan KM, Titus, Ernstoff L, Warren Andersen S, Greenberg ER, Willett WC. A idade tardia do primeiro parto a termo está fortemente associada ao cancro da mama lobular. 2011; 117(9):1946-56.

[17] Li Ci, Malone KE, Porter PL, Weiss NS, Tang MT, Daling JA. Reproductive and anthropometric factors in relation to the risk of lobular and ductal breast carcinoma among women 65-79 years of age. Int.J.Cancer.2003; 107:647-51.

[18] Reeves GK, Beral V, Green J, Gathani T, Bull D. Million Women Study Collaborators: Hormonal therapy for menopause and breast-cancer risk by histological type: a cohort study and meta-analysis. Lancet Oncol. 2006; 7:910-8.

[19] Newcomer LM, Newcomb PA, Trentham-Dietz A, Longnecker MP, Greenberg ER. Oral contraceptive use and risk of breast cancer by histologic type (Utilização de contraceptivos orais e risco de cancro da mama por tipo histológico). Int J Cancer. 2003; 106:961-4.

[20] Dupont WD, Page DL, Parl FF, Vnencak-Jones CL, Plummer WD, RadosMS e al. Risco a longo prazo de cancro da mama em mulheres com fibroadenoma. N Engl J Med. 1994; 331: 10-15.

[21] Mavaddat N, Barrowdale D, Andrulis IL, Domchek SM, Eccles D, Nevanlinna H, et al. Patologia dos cancros da mama e do ovário entre os portadores de mutações BRCA1 e BRCA2: resultados do Consórcio de Investigadores de Modificadores de BRCA1/2 (CIMBA). Cancer Epidemiol Biomark. 2012; 21:134- 47.

[22] Corso G, Intra M, Trentin C, Veronesi P, Galimberti V. Mutações germinativas CDH e cancro da mama lobular hereditário. Fam Cancer .2016; 15:215-9.

[23] El Alouani C, Khouchani M, Omrani A, Benhmidoune A, Tahri A. Caraterísticas clinicopatológicas, terapêuticas e evolutivas do cancro da mama lobular na região de Marraquexe.Cancer/Radiotherapie.2010;14 (67): 639.

[24] Gump FE.Carcinoma lobular in situ: patologia e tratamento. J Cell Biochem .1993; 17:53-8.

[25] Espie M, Hocini H, Cuvier C. Giacchetti S, Bourstyn E. de Roquancour A. Cancro da mama lobular invasivo: diagnóstico E caraterísticas evolutivas. Gynecol obstet fertilite. 2006; 34 (1): 3-7.

[26] Cao, A.-Yong, Huang, Liang, WU, Jiong. Caraterísticas tumorais e o resultado clínico do carcinoma lobular invasivo em comparação com o carcinoma ductal infiltrante numa população chinesa. World J Surg Oncol.2012; 10 (1):152.

[27] Tot T. O tipo difuso de carcinoma invasivo da mama: morfologia e prognóstico. Virchows arch. 2003; 443: 718-24

[28] Horn PL, Thompson WD. Risk of contralateral breast cancer: Associations with histologic, clinical, and therapeutic factors .Cancer .1988; 62:412-24.

[29] Polednak AP. Bilateral synchronous breast cancer: a population-based study of characteristics, method of detection, and survival.Surgery.2003; 133:383-9.

[30] Intra M, Rotmensz N, Viale G, Mariani L, Bonanni B, Mauro G et al.Caraterísticas clinicopatológicas de 143 doentes com carcinomas da mama invasivos bilaterais síncronos tratados numa única instituição. Cancer .2004;101: 90512.

[31] Goldflam K, Hunt KK, Gershenwald JE, Singletary SE, Mirza N, Kuerer HM et al.Contralateral prophylactic mastectomy: Predictors of significant histologic findings.Cancer .2004; 101:1977-1986.

[32] Pestalozzi BC, Zahrieh D, Mallon E, Gusterson BA, Price KN, Gelber et al. Distinct clinical and prognostic features of infiltrating lobular carcinoma of the breast: combined results of 15 International Breast Cancer Study Group clinical trials.J Clin Oncol.2008; 26:3006-14.

[33] Skaane P, Skjorten F. Avaliação ultra-sonográfica do carcinoma lobular invasivo. Ata Radiol. 1999; 40:369-75

[34] Korhonen T, Huhtala H Holli K. A comparison of the biological and clinical features of invasive lobular and ductal carcinomas of the breast. Breast Cancer Res Treatment 2004; 85: 23-9.

[35] Porter AJ, Evans EB, Foxcroft LM, Simpson PT, Lakhani SR. Caraterísticas mamográficas e ultra-sonográficas do carcinoma lobular invasivo da mama. J Med Imaging Radiat Oncol. 2014; 58:1-10.

[36] Kerlikowske K, Grady D, Barclay J, Sickles EA, Ernster V. Effect of age, breast density, and family history on the sensitivity of first screening mammography (Efeito da idade, densidade mamária e história familiar na

sensibilidade da primeira mamografia de rastreio). JAMA. 1996; 276:33-8.

[37] Mandelson MT, Oestreicher N, Porter PL, White D, e Finder CA, Taplin SH et al. Breast density as a predictor of mammographic detection: comparison of interval and screen detected cancers. J Natl Cancer Inst. 2000; 92:1081-7.

[38] Berg WA, Gutierrez L, NessAiver MS, Carter WB, Bhargavan M, Lewis RS, et al. Precisão diagnóstica da mamografia, exame clínico, US e imagiologia por RM na avaliação pré-operatória do cancro da mama. Radiology. 2004; 233:830-49.

[39] Evans WP, Warren Burhenne LJ, Laurie L, O'Shaughnessy KF, Castellino RA,
Susan G et al. Invasive lobular carcinoma of the breast: mammographic characteristics and computer-aided detection (Carcinoma lobular invasivo da mama: caraterísticas mamográficas e deteção assistida por computador). Radiology. 2002; 225:182-9.

[40] Hilleren DJ, Andersson IT, Lindholm K, Linnell FS. Carcinoma lobular invasivo: achados mamográficos numa experiência de 10 anos. Radiology.1991; 178:149-54.

[41] Mendelson EB, Harris KM, Doshi N, Tobon H. Infiltrating lobular carcinoma: mammographic patterns with pathologic correlation. Am J Roentgenol.1989;153(2):265-71.

[42] Weinstein S, Greenstein Orel S, Rose Heller, Reynolds C, Brian Czerniecki, LawrenceJ et al. Imagens de RM da mama em doentes com carcinoma lobular invasivo. AJR. 2001; 176:339-406.

[43] Chamming's F, Bouaboul M, Depetiteville MP, Catena V, Rousseau C, Boisserie-Lacroix M. Cancros lobulares invasivos: imagem convencional e gestos de intervenção. Imag Femme. 2017; 339-48.

[44] Friedewald SM, Rafferty EA, Rose SL, Durand MA, PlechaDM, Greenberg JS, et al. Breast cancer screening using tomosynthesis in combination with digital mammography. JAMA. 2014;311:2499-507.

[45] Mariscotti G, Durando M, Houssami N, Zuiani C, Martincich L, Londero V, et al. Tomossíntese digital da mama como adjuvante da mamografia digital para detetar e caraterizar cancros lobulares invasivos: um estudo multi-leitor. Clin Radiol. 2016;71:889-95.

[46] Chamming's F, Kao E, Aldis A, Ferre R, Omeroglu A, ReinholdC, et al. Caraterísticas de imagem e conspicuidade de carcinomas lobulares invasivos na tomossíntese digital da mama. Br J Radiol. 2017;90:190-6.

[47] Le Gal M, Ollivier L, Asselain B, Meunier M, Laurent M, Vielh P, et al. Mammographic features of 455 invasive lobular carcino- mas. Radiology. 1992; 185(3):705-8.

[48] Butler RS, Venta LA, Wiley EL, Ellis RL, Dempsey PJ, Rubin E. Avaliação ecográfica do carcinoma lobular infiltrante. Am J Roentgenol.1999; 172:325-30.

[49] Berg W.A, Gutierrez L, NessAiver M.S, Carter W.B, Bhargavan M, Lewis R.S., et al. Precisão diagnóstica da mamografia, exame clínico, US e imagiologia por RM na avaliação pré-operatória do cancro da mama. Radiology. 2004; 233: 830-49.

[50] Selinko VL, Middleton LP, Dempsey PJ. Papel da ecografia no diagnóstico e estadiamento do carcinoma lobular invasivo. J Clin Ultrasound.2004; 32:323-32.

[51] Butler RS, Venta LA, Wiley EL, Ellis RL, Dempsey PJ, Rubin E. Avaliação ecográfica do carcinoma lobular infiltrante. Am J Roentgenol.1999; 172:325-30.

[52] Boughey JC, Middleton LP, Harker L. Utility of ultrasound and fine-needle aspiration biopsy of the axilla in the assessment of invasive lobular carcinoma of the breast. Am J Surg.2007; 194:450-5.

[53] C Dratwa, Delphine Sebbag-Sfez, Fabienne Thibault. Ressonância magnética da mama no carcinoma lobular infiltrante: aspectos diagnósticos, trabalho pré-terapêutico, avaliação sob hormono- ou quimio-neoadjuvante.Imag femme.2017; 27 (3): 206-215.

[54] Mann RM, Hoogeveen YL, Blickman JG, Boetes C. A RMN comparada com o trabalho de diagnóstico convencional na deteção e avaliação do carcinoma lobular invasivo da mama: uma revisão da literatura existente. Breast Cancer Res Treat. 2008; 107:1-14.

[55] Suissa M, Levy L, Tranbaloc P, Chiche JF, Martin B, Skaane P et al. Imagiologia dos cancros lobulares invasivos. Imag Femme. 2005; 15:129-39.

[56] Boetes C, Veltman J, van Die L, Bult P, Wobbes T, Barentsz JO.The role of MRI in invasive lobular carcinoma. Breast Cancer Res Treat. 2004; 86(1):31-7.

[57] Cawson JN, Law EM, Kavanagh AM. Invasive lobular carcinoma: sonographic features of cancers detected in a breastscreen program. Austral Radiol. 2001; 45(1):25-30.

[58] Scholfout K, Van Goethem M, Kersschot E, Colpaert C, Schelf- hout AM, Leyman P, et al. Imagens de RM com contraste de lesões mamárias e efeito no tratamento. Eur J Surg Oncol .2004; 30(5):501-7.

[59] Mann RM, Hoogeveen YL, Blickman JG, Boetes C. A RMN comparada com o trabalho de diagnóstico convencional na deteção e avaliação do carcinoma lobular invasivo da mama: uma revisão da literatura existente. Breast Cancer Res Treat. 2008, 107(1):1-14.

[60] Lopez JK, Bassett LW. Invasive lobular carcinoma of the breast: spectrum of mammographic, US, and MR imaging findings. Radiographics. 2009; 29(1):165-76.

[61] Phillips H., Stephen J. Infiltrating lobular carcinoma, parte 2: MRI morphology and kinetics. World care clin. 2010; 4(3):1-8.

[62] Parvaiz MA, Yang P, Razia E, Mascarenhas M, Deacon C, Matey P, et al. Ressonância magnética da mama no carcinoma lobular invasivo: uma investigação útil no planeamento cirúrgico. Breast J .2016; 22(2):143-50.

[63] Seror JY, Antoine M, Scetbon F. Chopier J, Sananes S, Ghenassia C et al. Apport des macrobiopsies stereotaxiques par aspiration dans la stratégie de prise en charge des microcalcifications mammaires: première serie prospective de 115 cas. Gynecologie obstetrique & fertilite. 2000; 28 (11):806-19.

[64] Trojani M, Mac Grogan G.Anatomia patológica do sein.Encyclopedie medicale ET chirurgicale. [Paris: Elsevier Masson SAS; 1998.

[65] Rakha EA, Ellis IO. Carcinoma lobular da mama e suas variantes.Semin Diagn Pathol.2010; 27:49-61.

[66] Weidner N, Semple JP.Variante pleomórfica do carcinoma lobular invasivo da mama. Hum Pathol .1992; 23(10):1167-71.

[67] CHAN A, PINTILIE M, VALLIS K, GIROURD C, GOSS P. Cancro da mama em mulheres com menos de 35 anos: análise de 1002 casos de uma única instituição. Ann Oncol. 2000; 11(10):1255 -62.

[68] BALU-MAESTRO.C, CHAPELLIER.C, DARCOURT.J, ETTORE.F, RAOUST.I. Imagiologia na avaliação dos gânglios linfáticos e da extensão metastática do cancro da mama. J radiol (Paris). 2005; 186:1649-57.

[69] de la Lande B. Posição atual dos ensaios CA 15.3 no cancro da mama. Immuno-anal Biol spec. 2004; 19: 274-278.

[70] Fondriner E, Guerin O, Lorimier G. Etude comparative de l'évolution metastatique des carcinomes canalaires ET lobulaires du sein a partir de deux série appariees (376 patients).Bull cancer. 1997; 84 (12): 1101-7.

[71] Mc Guire KP, Santillan AA, Kaur P. Are mastectomies on the rise? A 13year trend analysis of the selection of mastectomy versus breast conservation therapy in 5865 patients. Ann Surg Oncol. 2009; 16:2682-90.

[72] Houvenaeghel G, Lambaudie E., Buttarelli M. Marge d'exerese dans les cancers infiltrants du sein. Bull Cancer.2008; 95 (12):1161-70.

[73] Yeatman TJ, Cantor AB, Smith TJ, Smith SK, Reintgen DS, Mil- ler MS, et al. Tumor biology of infiltrating lobular carcinoma: Implications for management. Ann Surg. 1995; 222:549-61.

[74] Hussien M, Lioe TF, Finnegan J, Spence RJ. Surgical treatment for invasive lobular carcinoma of the breast. Breast. 2003; 12:23-35.

[75]   Oliviera JB, Verhaeghea JL, Butarellib M, Marchala F, Houvenaeghel G. Anatomia funcional da drenagem linfática da mama: contribuição da técnica do gânglio linfático sentinela. Ann chir.2006; 131: 608-15.

[76]   Horiota J-C, Vrieling C, Brioschi P-A. Cirurgia reconstrutiva E radioterapia para o cancro da mama. Imag Femme.2010; 20:18-26.

[77]   Frenela J-S, Campone M. Chemotherapy for non-metastatic breast cancer: state of play in 2010. J Gyncol Obstettr Biol Reprod. 2010; 39: 79-84.

[78]   Berry DA, Cirrincione C, Henderson IC, Citron ML, Budman DR, Goldstein LJ et al. Estrogenreceptor status and outcomcs of modern chemotherapy for patients with node-positive breast cancer. JAMA .2006; 295:1658-67.

[79]   Aebil S, Davidson T, Gruber G, Cardoso F. Em nome do Grupo de Trabalho das Diretrizes da ESMO Cancro da mama primário: Diretrizes de Prática Clínica da ESMO para o diagnóstico, tratamento e acompanhamento. Ann Oncol .2011; 22 (sup 6): vi 12-24.

[80]   WAGNER J, BOUGHEY JC, GARRETT B. Margin assessment after neoadjuvant chemotherapy in invasive lobular cancer (Avaliação da margem após quimioterapia neoadjuvante em cancro lobular invasivo). Am J Surg. 2009; 198(3): 387-91.

[81]   DIEPENMAAT LA, SANGEN MJC, POLL-FRANSE LV. The impact of postmastectomy radiotherapy on local control in patients with invasive lobular breast cancer. Radiother Oncol. 2009; 91(1): 49-53.

[82]   Yu J, Bhargava R, Dabbs DJ. Carcinoma lobular invasivo com produção de mucina extracelular e expressão excessiva de HER-2: um relato de caso e outros estudos de caso.Diagn Pathol.2010; 5:36.

[83]   Rakha EA, El-Sayed ME, Powe DG, Green AR, Habashy H, Grainge MJ, et al.
Carcinoma lobular invasivo da mama: resposta à terapêutica hormonal e resultados. Eur J Cancer. 2008; 44:73-83.

[84]   Reis-Filho JS, Simpson PT, Turner NC, Lambros MB, Jone C, Mackay A et al. FGFR1 emerge como um potencial alvo terapêutico para carcinomas lobulares da mama.ClinCancer Res. 2006; 12 (22): 6652-62.

[85]   yeatman TJ, Cantor AB, Smith TJ. Tumor biology of infiltrating lobular carcinoma. Implicações para a gestão. Ann Surg. 1995; 222(4):549-61.

[86]   Moreno-Elola A, Roman JM, Aguilar A, Hernandez A, Martin M, Diaz Rubio E et al.Factores de prognóstico no carcinoma lobular invasivo da mama: uma análise multivariada. Um estudo multicêntrico após dezassete anos de seguimento. Ann Chir Gyn oncol.1999; 88(4):252-8.

[87]   Orvieto E, Maiorano E, Bottiglieri L, Maisonneuve P, Rotmensz N,

Galimberti V et al. Caraterísticas clinicopatológicas do carcinoma lobular invasivo da mama: resultados de uma análise de 530 casos de uma única instituição.Cancer.2008;113(7):1511- 20.

[88] Buchanan CL, Flynn LW, Murray MP, Darvishian F, Cranor ML, Fey JV et al. Is pleomorphic lobular carcinoma really a distinct clinical entity? J Surg Oncol.2008; 98(5):314-7.

[89] MacGrogan G, Jollet I, Huet S, Sierankowski G, Picot V, Bonichon F et al. Comparação de métodos quantitativos e semiquantitativos de avaliação do MIB-1 com a fração da fase S no carcinoma da mama.Mod Pathol .1997; 10:769-76.

[90] Azria D, Lemanski C, Zouhair A , Gutowski M , Belkacemi Y , Dubois JB et al.Concomitant adjuvant hormone therapy for breast cancer: state of the art. Cancer/Radiother .2004; 8 (3): 188-96.

[91] Coradini D, Pellizzaro C, Veneroni S, Ventura L, Daidone MG. Os carcinomas ductais e lobulares infiltrantes da mama são caracterizados por diferentes inter-relações entre marcadores relacionados com a angiogénese e a dependência hormonal. Br J Cancer .2002; 87:1105-11.

[92] Tapia C, Schraml P, Simon R. HER2 analysis in breastcancer: reduced immunoreactivity in FISH non-informative cancer biopsies.Int j oncol. 2004; 25 (6):1551-7.

[93] Varga Z, Mallon E. Histologia e imunofenótipo do cancro da mama lobular invasivo: prática diária e armadilhas. Breast Dis. 2009;30:15-9.

[94] Petrausch U, Pestalozzi B C. Caraterísticas clínicas e de prognóstico distintas do cancro da mama lobular invasivo.Breast dis.2008; 30 (1): 39-44

Apêndice 1

Classificação ACR Birads 5ª edição

HI-KAIIS 0	**Necessita de uma avaliação imagiológica adicional e/ou de mamografias anteriores para (ompartson:**
É necessária uma avaliação imagiológica adicional (por exemplo, visualizações adicionais ou ecografia) ou a recuperação de exames anteriores J O arco áudio de imagem adicional é completado. um a "c>чтпи final é marie.	
HI-RAIK 1	**Segativo:**
J Não há nada a comentar * A mama é simétrica e não existem massas, distorção arquitetónica ou "cakification" suspeito	
BI-RADS 2	**Achado benigno:**
J Seguimento após cirurgia conservadora da mama J Fibroadenomas calcificados e involutivos J Múltiplas calcificações grandes, em forma de bastonete J Gânglios linfáticos intranumerários J Calcificações vasculares * Implantes Distorção arquitetónica claramente relacionada com cirurgia prévia * Lesões que contêm gordura, tais como quistos de óleo, lipomas, galactoceles e hamartomas de ductilidade mista. Todas elas têm um aspeto caraterísticamente benigno e podem ser identificadas com confiança	
BI-RADS Л	**Provavelmente benigno F oculto** **Sugestão de seguimento inicial de curto prazo:**
Um achado colocado nesta categoria deve ter menos de 2% de risco de malignidade V Massa circunscrita não palpável numa mamografia de base, **a menos que** se possa demonstrar que se trata de um quisto, de um nódulo intramamário ou de outro achado benigno I. J Ninharia de aspeto focal que se torna menos densa na vista de compressão pontual Grupo solitário **de** cak ilicalums punctados	
BI-RAll's 4	**Suspeita-se de que uma televisão de correio mais fina - Biops s deve ser considerada:**
tem uma vasta gama de probabilidades de Subdividindo a categoria 4 em ■ indicados dentro desta categoria, o curso de ação	malignidade <2 ■ 95%). A. 4B e 4C . encoraja-se que as probabilidades relevantes de malignidade sejam o doente e o seu médico podem tomar uma decisão informada sobre a decisão final
BI-RADS5	**Altamente sugestivo de malignidade. Devem ser tomadas medidas adequadas:**
O BI-RADS 5 deve ser reservado para os resultados que são cancros da mama clássicos, com uma probabilidade de malignidade >954 O raciocínio atual para a utilização da categoria S tv que, se o diagnóstico tecidular percutâneo for não maligno, este deve ser automaticamente considerado como discordante J Massa irregular de alta densidade espiculada. * Disposição segmentar ou linear de cak'ificallons lineares finos * Massa espiculada irregular com calcificações pleomórficas associadas	

Apêndice 2

Classificação TNM do cancro da mama, 7ª edição 2010, e estádio UICC

O sistema TNM distingue entre o estádio clínico pré-terapêutico, classificado como "cTNM", e o estádio anatomopatológico pós-cirúrgico, classificado como "pTNM".

Tumor PRIMÁRIO T

Tx: o tumor primário não pode ser avaliado

T0: o tumor primário não é palpável

* Tis: carcinoma in situ
* Tis (DCIS): carcinoma ductal in situ
* Tis (CLIS): carcinoma lobular in situ
* Tis (Paget): doença de Paget do mamilo sem tumor subjacente
* NB: A doença de Paget associada a um tumor é classificada de acordo com o

tamanho do tumor.

T1: tumor < 2 cm na sua maior dimensão

T1mic: microinvasão < 1 mm na sua maior dimensão

- T1a: 1 mm < tumor < 5 mm na sua maior dimensão
- T1b: 5 mm < tumor < 1 cm na sua maior dimensão
- T1c: 1 cm < tumor < 2 cm na sua maior dimensão

T2: 2 cm < tumor < 5 cm na sua maior dimensão

T3: tumor > 5 cm na sua maior dimensão

T4: tumor de qualquer tamanho que se estende diretamente à parede torácica (a) ou à pele (b)

- T4a: extensão à parede torácica, excluindo o músculo peitoral
- T4b: idema (incluindo pele casca de laranja) ou ulceração da pele da mama, ou nódulos de permeação localizados na pele da mesma mama
- T4c: T4a + T4b
- T4d: cancro inflamatório.

Nx: a invasão dos gânglios linfáticos regionais não pode ser avaliada (por exemplo, já foram removidos cirurgicamente ou não estão disponíveis para análise patológica devido à falta de provas).

N0: sem envolvimento histológico dos gânglios linfáticos regionais e sem exame adicional para células tumorais isoladas

- N0(i-): sem envolvimento dos gânglios linfáticos regionais na histologia, estudo imunohistoquímico (IHC) negativo
- N0 (i+): sem envolvimento histológico dos gânglios linfáticos regionais, IHC positivo, com aglomerados de células < 0,2 mm (considerado sem metástases nos gânglios linfáticos)
- N0 (mol-): sem invasão regional dos gânglios linfáticos histológica, biologia molecular negativa (RT-PCR: reação em cadeia da polimerase com transcriptase reversa)
- N0 (mol+): sem envolvimento histológico dos gânglios linfáticos regionais, biologia molecular positiva (RT-PCR)

N1mi: micrometástases > 0,2 mm e < 2 mm

N1: invasão de 1 a 3 gânglios linfáticos axilares e/ou invasão de gânglios linfáticos MIF detectada no gânglio linfático sentinela sem sinais clínicos

- N1a: invasão de 1 a 3 gânglios linfáticos axilares
- N1b: Invasão de gânglios linfáticos MIF detectada no gânglio linfático sentinela sem sinais clínicos
- N1c: invasão de 1 a 3 gânglios linfáticos axilares e invasão de gânglios linfáticos MIF detectados no gânglio linfático sentinela sem sinais clínicos

(pN1a + pN1b)

N2: invasão de 4 a 9 gânglios linfáticos axilares ou invasão de gânglios linfáticos mamários internos homolaterais suspeitos, na ausência de invasão de gânglios linfáticos axilares.

- N2a: invasão de 4 a 9 gânglios linfáticos axilares com pelo menos um aglomerado de células > 2 mm

- N2b: suspeita de invasão dos gânglios linfáticos mamários internos homolaterais, na ausência de invasão dos gânglios linfáticos axilares.

N3: invasão de pelo menos 10 gânglios axilares ou invasão dos gânglios subclaviculares (nível III axilar) ou invasão dos gânglios mamários internos homolaterais suspeitos com invasão dos gânglios axilares ou invasão de mais de 3 gânglios axilares e invasão dos gânglios MIF detectados no gânglio sentinela sem sinal clínico ou invasão dos gânglios supraclaviculares homolaterais.

- N3a: invasão de pelo menos 10 gânglios linfáticos axilares (com pelo menos um aglomerado de células > 2 mm) ou invasão de gânglios linfáticos sub-claviculares

- N3b: suspeita de invasão dos gânglios mamários internos homolaterais com invasão dos gânglios axilares ou invasão de mais de 3 gânglios axilares e invasão dos gânglios MIF detectada no gânglio sentinela sem sinais clínicos

- N3c: invasão dos gânglios linfáticos supraclaviculares homolaterais.

Metástases à distância (M)

- Mx: informação insuficiente para classificar as metástases à distância

- M0: ausência de metástases à distância

- Ml: presença de metástases à distância

Classificação por estádio UICC

0 Tis N0 M0

I : T1 N0 M0

IIA : T0 N1 M0 ; T1 N1 M0 ; T2 N0 M0 ;

IIB : T2 N1 M0 ; T3 N0 M0

IIIA: T0 N2 M0; T1 N2 M0; T2 N2 M0; T3 N1 M0; T3 N2 M0

IIIB: T4 N0 M0; T4 N1 M0; T4 N2 M0

IIIC: Todos T N3 M0

IV: Todos T Todos N M1

CLASSIFICAÇÃO HISTOPRONÓSTICA :

Existem várias formas de estabelecer graus histopronósticos.

A pontuação habitualmente utilizada é a pontuação de Scarf-Bloom-Richardson (grau SBR) modificada por Elston e Ellis [72; 73].

Esta classificação aplica-se a todas as formas de cancro invasivo e tem em conta três critérios histológicos classificados de 1 a 3: diferenciação tubulo-glandular do tumor, pleomorfismo nuclear e contagem de mitoses.

- A diferenciação tubulo-glandular é avaliada com base na proporção de túbulos e glândulas presentes no tumor:

> pontuação 1: bem diferenciado (mais de 75% da superfície do tumor).

> pontuação 2: moderadamente diferenciado (10-75% da superfície do tumor).

> pontuação 3: pouca diferença (menos de 10% da superfície do tumor)

- Pleomorfismo nuclear: a atipia nuclear é avaliada na população celular predominante e não numa zona minoritária.

> Pontuação 1: núcleos que são regulares e têm menos de 2 vezes o tamanho dos núcleos de células normais.

> Pontuação3 : núcleos :

> Os núcleos são regulares, mas têm mais de 3 vezes o tamanho dos núcleos das células normais.

> Ou irregular, com uma variação de tamanho que vai de 1 a 3 vezes a dos núcleos celulares normais.

> Pontuação 2: tudo o que é não é nem 1 nem 3.

- Mitoses: as mitoses devem ser contadas com ampliação (400x) na zona mais mitótica e devem ser contados 10 campos consecutivos.

> Pontuação 1: 0 a 6 mitoses por 10 campos.

> Pontuação 2: 7 a 12 mitoses por 10 campos.

> Pontuação 3: mais de 12 mitoses por 10 campos.

A pontuação total obtida distingue entre :

> Grau I: pontuações totais de 3, 4 ou 5 (prognóstico favorável)

> Grau II: pontuação total de 6 ou 7 (prognóstico médio)

Grau III: pontuação total de 8 ou 9 (prognóstico desfavorável)

Apêndice 3

Ficha de informação

Identidade :

IP: : | |: | | | |: | | | | |

Idade: | | | | (em anos) Estado civil 1Solteiro 2 Casado 3Divorciado 4Viúvo Nível de SE: 1 Elevado 2 Médio 3 Baixo

Questionar :

Idade do primeiro período menstrual | | (em anos) Idade da primeira gravidez | |
(em anos)

NP. 3

NP. 3

Exposição a radiações: sim - não - 2 NP- 3 ATCD Kc familiar (mãe ou irmã ou tia) sim - 1 não - 2 NP- 3 ATCD neo pessoal: sim - 1 não 2 NP- 3 se sim :

1. mama contralateral 2. ovário 3. cólon 4. Outros

Motivo da hospitalização

1. Nódulo mamário 2 - Mastodinia 3 - Corrimento mamário 4 - Escaras cutâneas 5 - Diminuição da dep.

6 - Outros...... ... .

Exame clínico :

Inspeção:

Assimetria:

sim.1 não.2

Vermelhidão:

sim.1 não.2

Tu:

sim.1 não.2 Retração da tetina: sim.1 não.2 Descarga da tetina. sim.1 não.2

Casca de laranja:

sim.1 não.2

Palpação:

Número de nódulos: | | | | Tamanho: | | | | | (cm) Cerco:

	QSE	IQS	QII	QIE	JQS	JQI	JQE	JQI	Retromam melo na ire
SG									
SD									

Forma :   redonda LI 1 oval |_| 2 irregular |_|3
Outros
Contornos :   limites do poço |_| 1 limites do tapete : | | 2
Consistência :   firm |_| 1soft |_| 2
Mobilidade: móvel em relação ao plano pd |_| 1móvel   em relação ao plano supel |_| 2
                        Fixo em relação ao plano pd |_| 3 Fixo em relação ao plano sup |_| 4
Sensibilidade: doloroso |_| 1   indolor| | 2
ADP : sim|| 1 não|_| 0 se sim descrição :
TNM:T|_JN|_ M|_
PEV: PEV 0 _| PEV1 |_ PEV2 _| PEV3
|_|
Resultados clínicos :   NP|
|
                        Bom - **1 Mau**   **- 2 Inconclusivo   - 3**

Exames paraclínicos:
Mammoqrafia :
MAMMO

Opacidade(OP)	- Número: (nódulos) (nbr) - Forma: redonda - 1oval - 2 1oбиlěe^ 3 (frm) - Altura: | Ц. **(cm)** (altura) - Contornos: circunscritos - 1 indistintos - 2 espicu^s - 3 microblas - 4masks - 5 (cntr) - Densidade: alta - 1 média^ 2 baixa^ 3 gordurosa - 4 (dens) **QSi QSI QII QIE JQS JQI JQE JQI Retromam** **metonaire** SG **sD111 1 111 1**
	-morfologia;_cutânea.1 vascular - 2 coraliforme^ 3 (morfo) em hastes "4 redondas^5 com centro claro*6 casca de ovo*7 sědimentës-8 distróficas^9 punctiformes regulares4 0 fios de sutura41 pulverulentos< amorfos^la polimorfos ^4 vermicuIares.15. -distribuição ě-parse / difusa - 1 regional - 2 segmento e - 3 1тěa1re - 4em foco- 5 (distr) ■ **classificação** (ACR)
Organização arquitetónica (DESORG)	Sim - 1Não - 2
Densidade assimétrica	A limites côncavos (ACR3) - 1 a limites convexos (ACR4) - 2 Mělangěe tem gordura (ACR 3) - 3
Sinais associados	Retração da pele - 1ª retração do mamilo - 2 espessamento da pele 3 espessamento do estroma 4 ADP axilar - 5Lesão cutânea - 6 Outros
ACR BIRADS (ACR)	

Ultrassom:

Massa	-número: (nódulos) -forma: redonda.1oval .2 irregular.3 -orientação: paralela.1 não paralela -contorno: circunscrito.1 não circunscrito.2 halo hiperecogénico.3 -tamanho: |_|| |_(cm) | QSE |IQS |QII | QIE |JQS |JQI | JQE |JQI |Retromamário |

SG										
SD										

-ecogénico: anecogénico.1isoecogénico .2
Hipoecogénico.3 Hiperecogénico.4 Complexo.5
-ombre: atenuação.1reforço   .2 RAS.3
-efeito nos tecidos vizinhos: compressão.1infiltração   .2
Edema.3RAS   .4
-Vascularização por Doppler: sim.1 não.2 NP.3

	-sx associados:
Outros	-Calcificações: sim.1 não.2 se sim, classe ACR: -PAD axilar: sim.1 não.2 -Outros:
ACR BI RADS	

Diagnóstico anatomopatológico:

*Citologia: benigna.1 maligna.2 inconclusiva   .3
*Biópsia: **Tumor** sim.1 não.2
Técnica: microbiópsia.1 macrobiópsia.2 extemporânea.3
Resultado: Tumor B.1 Tumor M.2 Tumor intermédio.3 Inconclusivo.4
Gânglio sim.1não .2
Resultado: Benim.1Malim   .   2Inconclusivo.3
Pele sim.1não   .2
Resultado: Benim.1Malim   .   2Inconclusivo.3
*Parte operacional: sim.1 não.2
Resultado do Anapath:
Tipo histológico:
SBR: I. II. III.
Número de limpezas: |_||_| (limpezas)
Número de gg atingido: |_||_| (gg)
Pesquisa de RH: sim.1 não.2
Procurar por RO:
Procurar relações públicas:
Embolia vascular:

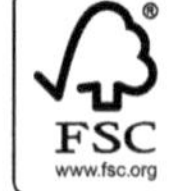

Printed by Books on Demand GmbH, Norderstedt / Germany